Telepediatria

ABORDAGEM PRÁTICA

MEDICINA USP

Hospital das Clínicas Fmusp

Instituto da Criança e do Adolescente
Hospital das Clínicas - FMUSP

PEDIATRIA

INSTITUTO DA CRIANÇA E DO ADOLESCENTE DO HCFMUSP

EDITORES DA COLEÇÃO
Filumena Maria da Silva Gomes
Magda Carneiro-Sampaio
Clovis Artur Almeida da Silva

Telepediatria

ABORDAGEM PRÁTICA

Claudio Schvartsman
Rafael da Silva Giannasi Severini
Anarella Penha Meirelles de Andrade
Clovis Artur Almeida da Silva

manole
editora

"A edição desta obra foi financiada com recursos da Editora Manole Ltda., um projeto de iniciativa da Fundação Faculdade de Medicina em conjunto e com a anuência da Faculdade de Medicina da Universidade de São Paulo – FMUSP."

Produção editorial: Paris Serviços Editoriais e Educacionais
Projeto gráfico: Departamento de Arte da Editora Manole
Diagramação e imagens: Formato Editoração
Capa: Ricardo Yoshiaki Nitta Rodrigues
Imagens de capa: Istockphotos

CIP-BRASIL. CATALOGAÇÃO NA PUBLICAÇÃO
SINDICATO NACIONAL DOS EDITORES DE LIVROS, RJ

T272
Telepediatria : abordagem prática / Claudio Schvartsman ... [et al.] ; editores da coleção Filumena Maria da Silva Gomes, Magda Carneiro-Sampaio, Clovis Artur Almeida da Silva – 1. ed. – Santana de Parnaíba [SP] : Manole, 2023.
(Pediatria ; 27)

Inclui bibliografia e índice
ISBN 9786555767605

1. Pediatria. 2. Telemática médica. I. Schvartsman, Claudio. II. Gomes, Filumena Maria da Silva. III. Carneiro-Sampaio, Magda. IV. Silva, Clovis Artur Almeida da. V. Série.

CDD: 610.285
23-85577 CDU: 616-053.2:004.773.5

Meri Gleice Rodrigues de Souza – Bibliotecária – CRB-7/6439

Edição – 2023

Editora Manole Ltda.
Alameda América, 876 – Tamboré
Santana de Parnaíba
06543-315 – SP – Brasil
Fone: (11) 4196-6000
www.manole.com.br | https://atendimento.manole.com.br
Impresso no Brasil | Printed in Brazil

Editores da Coleção

Filumena Maria da Silva Gomes
Doutora em Ciências pelo Departamento de Pediatria da Faculdade de Medicina da Universidade de São Paulo (FMUSP). Especialista em Pediatria pela Sociedade Brasileira de Pediatria (SBP). Médica assistente do Departamento de Pediatria da FMUSP. Médica assistente em Ensino de Pediatria junto aos cursos de Medicina, Fisioterapia e Fonoaudiologia da FMUSP.

Magda Carneiro-Sampaio
Professora titular do Departamento de Pediatria da Faculdade de Medicina da Universidade de São Paulo (FMUSP). Membro titular da Academia Brasileira de Pediatria.

Clovis Artur Almeida da Silva
Professor titular do Departamento de Pediatria da Faculdade de Medicina da Universidade de São Paulo (FMUSP).

Coordenadores

Claudio Schvartsman
Professor livre-docente pela Faculdade de Medicina da Universidade de São Paulo (FMUSP). Médico chefe do Pronto-Socorro do Instituto da Criança e do Adolescente do Hospital das Clínicas da FMUSP. Reitor da Faculdade Israelita de Ciências da Saúde Albert Einstein.

Rafael da Silva Giannasi Severini
Médico pela Faculdade de Medicina da Universidade de São Paulo (FMUSP). Residência em Pediatria pelo Instituto da Criança e do Adolescente do Hospital das Clínicas da FMUSP (ICr-HCFMUSP). Título de especialista em Pediatria e Emergências Pediátricas pela Sociedade Brasileira de Pediatria (SBP). Médico assistente do Pronto-Socorro Infantil do ICr-HCFMUSP. Pediatra do Pronto-Socorro Infantil do Hospital Israelita Albert Einstein (HIAE).

Anarella Penha Meirelles de Andrade
Mestre em Ciências pela Faculdade de Medicina da Universidade de São Paulo (FMUSP). Médica assistente do Pronto-Socorro de Pediatria do Instituto da Criança e do Adolescente do Hospital das Clínicas da Faculdade de Medicina da Universidade de São Paulo (ICr-HCFMUSP). Médica na telemedicina do Hospital Israelita Albert Einstein.

Clovis Artur Almeida da Silva
Professor titular do Departamento de Pediatria da Faculdade de Medicina da Universidade de São Paulo (FMUSP).

Sobre os autores

Aide Mitie Kudo

Terapeuta ocupacional pela Faculdade de Medicina da Universidade de São Paulo (FMUSP), com pós-graduação em Administração em Serviço de Saúde pela Faculdade de Saúde Pública da USP. Especialização em Terapia da Mão pelo Instituto de Ortopedia do Hospital das Clínicas da FMUSP. Coordenadora do Serviço de Terapia Ocupacional do Instituto da Criança e do Adolescente do Hospital das Clínicas da FMUSP.

Allyson de Castro Eccard

Médico pela Universidade Federal Fluminense (UFF). Psiquiatra pelo Departamento de Ciências Médicas da Universidade Estadual de Campinas (Unicamp). Psiquiatra da infância e adolescência pelo Serviço de Psiquiatria da Infância e Adolescência (Sepia) do Instituto de Psiquiatria da Faculdade de Medicina da Universidade de São Paulo (IPq-HCFMUSP). Médico colaborador do Programa de Transtorno de Ansiedade da Infância e Adolescência (Protaia) e do Programa de Transtornos do Espectro Autista (Protea) do Sepia IPq-HCFMUSP.

Ana Cristina dos Santos Monteiro

Enfermeira estomaterapeuta do Instituto da Criança e do Adolescente do Hospital das Clínicas da Faculdade de Medicina da Universidade de São Paulo (ICr-HCFMUSP), formada pela Universidade Estadual de Taubaté. Doutoranda pelo Departamento de Pediatria da FMUSP, especialista em Enfermagem em CTI Pediatria e Neonatal pelo HCFMUSP. Graduada pela Faculdades Metropolitanas Unidas. Integrante do Grupo de Estudos sobre a Criança Doente (CNPq-USP). Docente da pós-graduação em Enfermagem em Estomaterapia da Escola de Educação Permanente do HCFMUSP. Membro pleno da Associação Brasileira de Estomaterapia: Estomias, Feridas e Incontinências (Sobest).

Ana Lúcia Capelari Lahóz

Fisioterapeuta pela Universidade de São Paulo (USP). Mestre em Ciências pelo Departamento de Pediatria da Faculdade de Medicina da USP (FMUSP). Especialista em Terapia Intensiva Pediátrica e Neonatal pelo Conselho Federal de Fisioterapia e Terapia Ocupacional (Coffito). Coordenadora do curso de especialização em Fisioterapia Respiratória e Terapia Intensiva em Pediatria e Neonatologia do Instituto da Criança e do Adolescente do Hospital das Clínicas da FMUSP (HCFMUSP). Diretora do Serviço de Fisioterapia do Instituto da Criança e do Adolescente do HCFMUSP.

Ana Maria de Ulhôa Escobar
Professora livre-docente do Departamento de Pediatria da Faculdade de Medicina da Universidade de São Paulo (FMUSP). Membro do Conselho Editorial da *Revista Clinics*. Membro do Conselho Editorial e colunista da *Revista Crescer*. Embaixadora oficial do Instituto Jô Clemente (ex-Apae) de São Paulo.

Ana Paula Alves Reis
Nutricionista pela Universidade Federal do Rio de Janeiro (UFRJ). Mestre em Saúde Pública pela Faculdade de Saúde Pública da Universidade de São Paulo (FSP-USP). Pós-graduada em Administração Hospitalar pela FSP-USP e em Nutrição Pediátrica pela Boston University School of Medicine. Coordenadora das áreas multiprofissionais do Instituto da Criança e do Adolescente do Hospital das Clínicas da Faculdade de Medicina da USP (ICr-HCFMUSP). Diretora do Serviço de Nutrição do ICr-HCFMUSP. Coordenadora e docente do curso de especialização em Nutrição Clínica Materno-Infantil do ICr-HCFMUSP. Coordenadora do Programa de Residência Multiprofissional de Pediatria com ênfase cardiopulmonar (HCFMUSP).

Ana Paula Scoleze Ferrer
Doutora em Pediatria pela Faculdade de Medicina da Universidade de São Paulo (FMUSP). Coordenadora do Programa de Complementação Especializada em Pediatria do Desenvolvimento e Comportamento do Departamento de Pediatria da FMUSP. Coordenadora do Ambulatório Geral de Crianças com Condições Crônicas do Instituto da Criança e do Adolescente do Hospital das Clínicas da FMUSP (ICr-HCFMUSP).

Artur Figueiredo Delgado
Professor livre-docente do Departamento de Pediatria da Faculdade de Medicina da Universidade de São Paulo (FMUSP). Coordenador da UTI e da Equipe de Terapia Nutricional do Instituto da Criança e do Adolescente do Hospital das Clínicas da FMUSP (ICr-HCFMUSP).

Benito Lourenço
Médico hebiatra. Chefe da Unidade de Adolescentes do Instituto da Criança e do Adolescente do Hospital das Clínicas da Universidade de São Paulo (ICr-HCFMUSP). Assistente da Clínica de Adolescência da Santa Casa de São Paulo. Membro do Departamento de Adolescência da Sociedade Brasileira de Pediatria e da Sociedade de Pediatria de São Paulo.

Bruno Gualano
Graduado e doutor pela Escola de Educação Física e Esporte da Universidade de São Paulo (EEFE-USP) e pós-doutor em Ciências pela Faculdade de Medicina da USP (FMUSP). Professor associado do Departamento de Clínica Médica da FMUSP.

Bruno Jorge Maia Marinho Alves
Médico preceptor de Cirurgia Pediátrica no Instituto da Criança e do Adolescente do Hospital das Clínicas da Universidade de São Paulo (ICr-HCFMUSP). Título de especialista em Cirurgia Pediátrica obtido pela Associação Médica Brasileira (AMB). Residência médica em Cirurgia Geral, Cirurgia Pediátrica e Transplante Hepático Pediátrico pelo HCFMUSP.

Camila Bianca Nozella Di Petta
Farmacêutica pela Universidade Nove de Julho. Pós-graduada em Farmácia Clínica e Hospitalar pelo Senac e em Naturopa-

tia pela Escola Brasileira de Naturopatia (Ebran). Habilitação em Homeopatia pela Universidade Nove de Julho. Farmacêutica na Pharmacia de Manipulação e Homeopatia Antônio Pangella. Iniciação científica em Biotecnologia. Curso técnico em Patologia Clínica pela Universidade de Mogi das Cruzes.

Camilla Astley

Graduação em Educação Física pela Universidade Estadual de Londrina (UEL). Mestre em Ciências pela Faculdade de Medicina da Universidade de São Paulo (FMUSP). Doutoranda em Ciências pela FMUSP.

Carlos Henrique Sartorato Pedrotti

Médico com residência em Clínica Médica e Cardiologia pela Universidade de São Paulo (USP). MBA em Gestão em Saúde pelo Insper-SP e especialista em Ciência de Dados pela Johns Hopkins University. Gerente médico do Centro de Telemedicina do Hospital Israelita Albert Einstein, onde trabalha com desenvolvimento de serviços de telemedicina. Presidente da Saúde Digital Brasil, entidade que representa os maiores prestadores de telemedicina e telessaúde do Brasil.

Caroline Gouveia Buff Passone

Mestre e doutora em Pediatria pela Faculdade de Medicina da Universidade de São Paulo (FMUSP). Pós-doutora pela Universidade de Paris-Sorbonne, Hôpital Necker. Médica assistente da Endocrinologia Pediátrica pelo Instituto da Criança e do Adolescente do Hospital das Clínicas da FMUSP (ICr-HCFMUSP) e do Hospital Sírio-Libanês.

Daniela Akashi

Pediatra intensivista pelo Instituto da Criança e do Adolescente do Hospital das Clínicas da FMUSP (ICr-HCFMUSP). Coordenadora da Equipe do Pronto Atendimento Virtual Pediátrico da Telemedicina do Hospital Israelita Albert Einstein.

Danielle Saad Nemer Bou Ghosn

Médica assistente do Pronto-Socorro do Instituto da Criança e do Adolescente do Hospital das Clínicas da Faculdade de Medicina da Universidade de São Paulo (ICr-HCFMUSP). Médica de Práticas Médicas do Hospital Municipal Vila Santa Catarina da Sociedade Beneficente Israelita Albert Einstein.

Danilo Yamamoto Nanbu

Médico pediatra pela Faculdade de Medicina da Universidade de São Paulo (FMUSP). Médico preceptor do Pronto-Socorro do Instituto da Criança e do Adolescente do Hospital das Clínicas da FMUSP (ICr-HCFMUSP). Médico pediatra da Unidade de Primeiro Atendimento do Hospital Israelita Albert Einstein.

Deborah Francis Patah Roz

Psicóloga pelo Instituto de Psicologia da Universidade de São Paulo (IP-USP). Especialista em Psicodiagnóstico e Psicoterapia da Infância pelo Geppi. Psicanalista. Diretora técnica de Saúde 1 do Serviço de Psicologia do Instituto da Criança e do Adolescente do Hospital das Clínicas da da Faculdade de Medicina da USP (ICr-HCFMUSP).

Eunice Monteiro Labbadia

Psicóloga clínica e especialista em Terapia Cognitivo-Comportamental pelo Núcleo de Terapia Cognitiva de São Paulo. Psicóloga do Programa de Ansiedade na Infância e Adolescência do Instituto de Psiquiatria do Hospital das Clínicas da Faculdade de

Medicina da Universidade de São Paulo (IPq-HCFMUSP).

Fernanda Martins
Médica fisiatra com residência em Medicina Física e Reabilitação pelo Hospital das Clínicas da Faculdade de Medicina da Universidade de São Paulo (HCFMUSP). Doutoranda pelo Departamento de Pediatria da FMUSP. Especialista em Cuidados Integrativos pela Universidade Federal de São Paulo (Unifesp). Especialista em Medicina Física e Reabilitação pela Associação Médica Brasileira (AMB). Membro da Associação Brasileira de Medicina Física e Reabilitação (ABMFR) e da International Society of Physical and Rehabilitation Medicine (ISPRM). Vice-presidente da Associação Paulista de Medicina Física e Reabilitação (2018-2020). Médica fisiatra gestora da Equipe Multidisciplinar de Interconsulta de Fisiatria – foco em Reabilitação Hospitalar e Transição de Cuidados – no Complexo do HCFMUSP. Médica assistente da Equipe de Reabilitação Infantil do Instituto de Reabilitação Lucy Montoro e Imrea Umarizal e Ambulatório de Bloqueio Neuroquímico Infantil e Adulto (2015-2020). Médica fisiatra do Hospital Nove de Julho e do Hospital Sírio-Libanês.

Fernando Ramos Asbahr
Médico pela Faculdade de Medicina da Universidade de São Paulo, com residência no Instituto de Psiquiatria (IPq-FMUSP). Doutor em Psiquiatria pela FMUSP e pós-doutor pela USP e pelo National Institute of Mental Health (EUA). Coordenador do Programa de Transtornos Ansiosos na Infância e Adolescência do Instituto de Psiquiatria do Hospital das Clínicas da FMUSP (IPq-HCFMUSP).

Filumena Maria da Silva Gomes
Doutora em Ciências pelo Departamento de Pediatria da Faculdade de Medicina da Universidade de São Paulo (FMUSP). Especialista em Pediatria pela Sociedade Brasileira de Pediatria (SBP). Médica assistente do Departamento de Pediatria da FMUSP. Médica assistente em Ensino de Pediatria junto aos cursos de Medicina, Fisioterapia e Fonoaudiologia da FMUSP.

Flávio Tocci Moreira
Médico com residência em Clínica Médica pela Escola Paulista de Medicina da Universidade Federal de São Paulo (EPM-Unifesp). Doutor em Ciências pela disciplina de Cardiologia da EPM-Unifesp. Médico referência do Centro de Telemedicina do Hospital Israelita Albert Einstein.

Gabriel Frizzo Ramos
Médico assistente da UTI do Instituto da Criança e do Adolescente do Hospital das Clínicas da Faculdade de Medicina da Universidade de São Paulo (ICr-HCFMUSP).

Isabela Gusson Galdino dos Santos
Preceptora da disciplina de Cirurgia Pediátrica do Departamento de Pediatria do Instituto da Criança e do Adolescente do Hospital das Clínicas da Universidade de São Paulo (ICr-HCFMUSP). Cirurgiã pediátrica formada pelo ICr-HCFMUSP. Complementação em Transplante Hepático Pediátrico pelo ICr-HCFMUSP.

Juliana Caires de Oliveira Achili Ferreira
Enfermeira pela Escola de Enfermagem da Universidade de São Paulo (EE-USP). Especialista em Enfermagem à Criança e ao Adolescente de Alto Risco pela Fundação

de Desenvolvimento Administrativo (Fundap) e Hospital das Clínicas da Faculdade de Medicina da Universidade de São Paulo (HCFMUSP). Mestre em Administração de Serviços de Enfermagem pela EE-USP. Doutora e pós-doutora em Ciências da Saúde pelo Departamento de Pediatria da FMUSP. Vice-coordenadora do Grupo de Estudos sobre a Criança Doente do CNPq. Membro do Grupo Brasileiro de Lúpus Eritematoso Sistêmico Juvenil. Coordenadora do Centro de Pesquisa Clínica do Instituto da Criança e do Adolescente do HCFMUSP.

Ligia Pereira Saccani
Psicóloga com aprimoramento em Psicologia Hospitalar em Instituição Pediátrica pelo Instituto da Criança e do Adolescente do Hospital das Clínicas da Faculdade de Medicina da Universidade de São Paulo (ICr-HCFMUSP). Atua como psicóloga em unidades de internação e ambulatório do ICr-HCFMUSP.

Linamara Rizzo Battistella
Professora titular de Fisiatria na Faculdade de Medicina da Universidade de São Paulo (FMUSP). Chefe do Departamento de Medicina Legal, Bioética, Medicina do Trabalho e Medicina Física e Reabilitação da FMUSP. Consultor especialista do Painel de Reabilitação da Organização Mundial da Saúde (OMS). Integrante do Painel Consultivo de Especialistas para Reabilitação – Reabilitação 2030 – OMS. Diretora do Centro Colaborador da Opas/OMS para Reabilitação. Idealizadora e presidente do Conselho Diretor da Rede de Reabilitação Lucy Montoro. Presidente do conselho diretor do Instituto de Medicina Física e Reabilitação do Hospital das Clínicas da FMUSP.

Luiz Roberto Schlaich Ricardi
Médico assistente de cirurgia pediátrica e transplante hepático do Instituto da Criança e do Adolescente da Faculdade de Medicina da Universidade de São Paulo (ICr-HCFMUSP).

Maria Cláudia Senatore Soares
Médica pela Faculdade de Medicina da Universidade de São Paulo (FMUSP). Pediatra e Infectologista Pediátrica pela USP. Médica pediatra da Telemedicina do Hospital Israelita Albert Eintein. Médica especialista em Pediatria da Telemedicina da Organização Médicos Sem Fronteiras, com atendimentos em projetos internacionais em todo o mundo. Médica pediatra do Pronto-Socorro Infantil do Hospital Samaritano Higienópolis. Foi médica pediatra do Pronto Atendimento Infantil do Hospital Israelita Albert Einstein.

Maria Helena Valente
Mestre e doutora em Ciências pelo Departamento de Pediatria da Faculdade de Medicina da Universidade de São Paulo (FMUSP). Especialista em Pediatria pela Sociedade Brasileira de Pediatria (SBP). Médica assistente do Departamento de Pediatria da FMUSP. Médica assistente em Ensino de Pediatria junto aos cursos de Medicina, Fisioterapia e Fonoaudiologia da FMUSP.

Mariana Cavazzoni Lima de Carvalho
Médica fisiatra com residência em Medicina Física e Reabilitação pelo Hospital das Clínicas da Faculdade de Medicina da Universidade de São Paulo (HCFMUSP). Especialista em Medicina Física e Reabilitação pela Associação Médica Brasileira (AMB). Diretoria de corpo clínico no Instituto de Medicina Física e Reabilitação (Imrea) – Rede Lucy Montoro do HCFMUSP. Médica

assistente da Equipe de Reabilitação Infantil do Imrea. Membro da Câmara Técnica de Doenças Raras do Conselho Federal de Medicina. Diretora médica e CEO do Instituto Médico Attivita – referência em cuidado interdisciplinar.

Michelle Marcovici Perlovski
Médica pela Universidade Estadual de Campinas (Unicamp). Pediatra pela Faculdade de Medicina da Universidade de São Paulo (FMUSP). Médica assistente da enfermaria de pediatria no Instituto da Criança e do Adolescente do Hospital das Clínicas da FMUSP (ICr-HCFMUSP). Título de Pediatria e de Emergência Pediátrica pela Sociedade Brasileira de Pediatria (SBP).

Natalia Rose
Graduada em Serviço Social pela Pontifícia Universidade Católica de São Paulo (PUC-SP). Integrante do grupo estruturante das residências multiprofissionais do Instituto da Criança e do Adolescente do Hospital das Clínicas da Faculdade de Medicina da Universidade de São Paulo (ICr-HCFMUSP). Assistente social do Grupo de Atendimento à Violência Infantojuvenil do ICr-HCFMUSP. Supervisora do ambulatório de especialidades do ICr-HCFMUSP. Coordenadora do Serviço Social do ICr-HCFMUSP. Especialista em Tecnologias Assistivas pela Faculdade de Medicina do ABC.

Rachel Sayuri Honjo Kawahira
Médica geneticista. Graduação pela Universidade Federal do Paraná (UFPR). Residência médica em Genética Médica pelo Hospital das Clínicas da Faculdade de Medicina de Ribeirão Preto da Universidade de São Paulo (HCFMRP-USP). Título de especialista em Genética Médica pela Sociedade Brasileira de Genética Médica (SBGM). Doutora pela Unidade de Genética do Instituto da Criança e do Adolescente do Hospital das Clínicas da Universidade de São Paulo (ICr-HCFMUSP). Médica assistente da Unidade de Genética do ICR-HCFMUSP e do Hospital Sírio-Libanês.

Roberto Augusto Plaza Teixeira
Médico hematologista e oncologista pediátrico. Médico assistente do Instituto do Tratamento do Câncer Infantil (Itaci) do Instituto da Criança e do Adolescente do Hospital das Clínicas da Faculdade de Medicina da Universidade de São Paulo (ICr-HCFMUSP). Graduado pela Faculdade de Ciências Médicas da Santa Casa de São Paulo (FCMSCSP). Mestre em Pediatria pela FCMSCSP. Doutor em Pediatria pela FMUSP. Professor e coordenador da área de Oncologia e Hematologia Pediátrica da Faculdade IBCMED. Hematologista pediátrico do Centro de Hematologia de São Paulo

Simone Aparecida Lima Pavani
Enfermeira pela Universidade Bandeirantes. Pós-graduada em Administração Hospitalar pela Faculdade de Saúde Pública da Universidade de São Paulo (FSP-USP). Membro do Comitê de Bioética do Hospital das Clínicas da Faculdade de Medicina da USP (HCFMUSP). Diretora de Enfermagem do Instituto da Criança e do Adolescente do HCFMUSP. Preceptora do Programa de Residência Multiprofissional em Gestão Integrada dos Serviços de Saúde HCFMUSP.

Thomaz Bittencourt Couto
Mestre e doutor em Pediatria pela Faculdade de Medicina da Universidade de São Paulo (FMUSP). Médico assistente do Pronto-Socorro de Pediatria do Instituto da Criança e do Adolescente do Hospital das Clínicas da FMUSP. Médico Referência Técnica do

Pronto-Socorro Infantil do Hospital Municipal Dr. Moysés Deutsch. Professor da Faculdade Israelita de Ciências da Saúde Albert Einstein. Médico especialista do Centro de Simulação Realística do Instituto Israelita de Ensino e Pesquisa Albert Einstein.

Vicente Odone Filho

Professor titular do Departamento de Pediatria da Faculdade de Medicina da Universidade de São Paulo (FMUSP). Área de Onco-Hematologia. Diretor clínico do Instituto de Tratamento do Câncer Infantil (Itaci).

Sumário

Prefácio

A grande transformação da medicina nesta década é sem dúvida a saúde digital, uma revolução tecnológica que, ao mudar os modos de atender muitos pacientes, busca melhorar o acesso, reduzir as desigualdades e ajudar na sustentabilidade do sistema. Pela primeira vez o uso intensivo da tecnologia impacta na redução de custo.

Apesar da resistência e das dificuldades na regulação da teleconsulta, a pandemia acabou por consagrá-la como parte fundamental de um moderno atendimento em saúde, melhorando em inúmeros casos o acesso e a jornada do paciente. Isso pode ser comprovado pelos índices de NPS (*net promoter score*), que são próximos de 90% nos pilotos do Hospital das Clínicas da Faculdade de Medicina da Universidade de São Paulo (HCFMUSP) e também no Reino Unido.

Este livro discute algumas das questões essenciais para o sucesso da teleconsulta, entre elas a necessidade de treinamento e educação na área. Em nossos estudos preliminares para a implantação da saúde digital no complexo HC, ouvindo nossos colaboradores, observamos o apoio à iniciativa, mas também o pouco conhecimento de nossos profissionais ao aderir às novas formas de atendimento digital. Também consideramos importante a ambientação e a comunicação adequadas, que permitem uma relação agradável e clara entre o médico e o paciente e seus familiares.

Considero a regulação da urgência uma das mais importantes contribuições da saúde digital, fornecendo orientação a familiares nos casos em que a presença no pronto-socorro é desnecessária, permitindo que os pacientes graves sejam atendidos de forma mais rápida e adequada e protegendo de um ambiente não seguro quem não precisa estar lá.

A saúde digital ainda vai evoluir muito, principalmente com o monitoramento a distância dos pacientes crônicos e a melhora da conectividade com o 5G.

Cumprimento os coordenadores do livro, Claudio Schvartsman, Rafael da Silva Giannasi Severini, Anarella Penha Meirelles de Andrade e Clovis Artur Almeida da Silva, os autores e os editores da Coleção pela excelente iniciativa. Estendo os cumprimentos à Editora Manole, tradicional parceira de publicações do Complexo HCFMUSP.

Giovanni Guido Cerri
Presidente dos Conselhos dos
Institutos de Radiologia (InRad) e de
Inovação (InovaHC) do HCFMUSP

Apresentação

O uso de novas tecnologias de telessaúde para se conectar com pacientes e equipes profissionais se expandiu nos últimos anos, principalmente durante e após a pandemia de Covid-19.

Este novo volume da Coleção do Instituto da Criança e do Adolescente do Hospital das Clínicas da Faculdade de Medicina da Universidade de São Paulo apresenta o atual momento da telepediatria e suas aplicações potenciais desenvolvidas em nossa instituição.

O manejo da consulta pediátrica a distância será abordado pelos vários multiprofissionais da saúde, de acordo com a faixa etária do paciente e também com seu estado da saúde. De modo que profissionais em geral, médicos, pediatras, nutricionistas, psiquiatras, psicólogos, fisioterapeutas, intensivistas, emergencistas, cirurgiões pediátricos, oncologistas e educadores físicos, além de estudantes dessas áreas, irão encontrar neste livro o estado da arte atual da telepediatria.

A telepediatria tem o potencial de transformar a maneira como os cuidados são prestados aos pacientes pediátricos ao expandir o alcance do atendimento, principalmente em distantes regiões geográficas (com consultas interprofissionais inclusive), aumentando a força de trabalho pediátrica para a prestação de cuidados e melhorando as disparidades no acesso a esses cuidados.

A implementação da telepediatria requer esforços significativos para não piorar inadvertidamente as desigualdades no atendimento, com o enfrentamento das dificuldades de acesso digital por parte de nossa população. O atendimento de telepediatria visa fornecer cuidados de alta qualidade para crianças, particularmente para crianças e jovens com necessidades especiais de cuidados de saúde, mantendo a qualidade do atendimento presencial.

A pesquisa e o desenvolvimento de métricas na telepediatria são essenciais para mantermos as melhores práticas baseadas nas evidências desses novos modelos de cuidado à saúde.

Com a expansão dos cuidados pediátricos do modelo tradicional para a telemedicina, novos custos de pagamentos de serviços estão sendo padronizados, e devem ser financiados de forma sustentável.

Os Editores da Coleção ICr

CONTEÚDO COMPLEMENTAR

Este livro contém conteúdo complementar disponibilizado em uma plataforma digital exclusiva.

Para ingressar no ambiente virtual, utilize o QR *Code* abaixo, faça seu cadastro e digite a senha **teleped**:

O prazo para acesso a esse material limita-se à vigência desta edição.

1

Histórico da telemedicina e regulação brasileira da saúde digital

Carlos Henrique Sartorato Pedrotti
Flávio Tocci Moreira

PONTOS-CHAVE DESTE CAPÍTULO

- Conhecer o histórico da telemedicina no Brasil e no mundo.
- Compreender os princípios regulatórios que regem a prática da saúde digital.
- Detalhar as implicações da Lei n. 14.510/2022 na prática clínica.
- Conhecer as boas práticas na telemedicina e suas modalidades: teleconsulta, teleinterconsulta, telediagnóstico, telecirurgia, televigilância e teletriagem.

INTRODUÇÃO

Este capítulo abordará de forma sucinta a história da telemedicina no Brasil e no mundo, dividindo-a nos períodos antes e após a pandemia de Covid-19, considerada o grande marco no padrão de adoção de ferramentas para a prática médica a distância. Na sequência, serão tratados os princípios regulatórios da telemedicina e da telessaúde pelo mundo, detalhando sua evolução no país, culminando com a Lei n. 14.510, de 27 de dezembro de 2022, que regulamenta a prática no país.

HISTÓRIA DA TELEMEDICINA

Início

Ao contrário do senso comum, a telemedicina não é um produto exclusivo das telecomunicações digitais. Segundo a própria definição da Organização Mundial da Saúde (OMS), "a telemedicina é a prestação de serviços de saúde em que a distância é um fator crítico, realizada por todos os profissionais de saúde que utilizam tecnologias de informação e comunicação para a troca de informações válidas para diagnóstico, tratamento e prevenção de doenças e lesões, tudo em prol do avanço da saúde dos indivíduos e suas comunidades".

Propositalmente, a definição não especifica o tipo de tecnologia utilizado para a troca de informações, pois pretende ser atemporal. Existem evidências, por exemplo, de comunicação por correspondência entre médicos e seus pacientes há muitos séculos, inclusive com prescrição de tratamentos a distância.

Entretanto, há maior consenso em entender que as raízes da telemedicina moderna estão ainda no século XIX, com o advento das comunicações a distância por meio do telégrafo e do telefone. Em 1879 ocorreu um dos primeiros exemplos de telemedicina, quando um médico e um estudante de medicina usaram o telefone para discutir um caso clínico. Nessa época as aplicações da telemedicina eram limitadas, mas a ideia de transmitir informações médicas a distância começava a tomar forma.

No início do século XX, o rádio e os circuitos internos de TV possibilitaram a transmissão de informações médicas em tempo real e a realização de consultas a distância. Médicos e hospitais começaram a utilizar essas tecnologias para compartilhar conhecimento e tratar pacientes em áreas remotas. Essas inovações marcaram o início da telemedicina moderna, permitindo a colaboração entre profissionais de saúde em diferentes localidades.

Telediagnóstico

O telediagnóstico, ou o laudo médico a distância, pode ser considerado uma das primeiras áreas da medicina a se beneficiar da evolução das ferramentas de telecomunicação e informação. Por exemplo, a primeira instância documentada de um eletrocardiograma (ECG) transmitido por telefone foi realizada em 1905 por Willem Einthoven, ganhador do Prêmio Nobel de Medicina em 1924 pela descoberta do mecanismo do ECG. Einthoven enviou um exame por cabo telefônico a distância de cerca de 1 quilômetro. O avanço foi descrito em um artigo intitulado "Le télécardiogramme".

O telediagnóstico começou a ganhar mais destaque na segunda metade do século XX, como resultado da expansão das tecnologias de comunicação e da necessidade de fornecer cuidados de saúde em áreas remotas. Devido a sua praticidade e à facilidade de envio do sinal pelo telefone, o chamado tele-ECG alcançou grande tração nos anos 2000, e laudos de eletrocardiogramas realizados a distância se tornaram uma realidade global, inclusive no Sistema Único de Saúde (SUS) brasileiro.

A transmissão de imagens radiográficas para diagnóstico a distância também remonta ao século XX. No início as imagens eram transmitidas por linhas telefônicas, mas a qualidade era muito baixa. Em 1948, radiografias eram enviadas por linha telefônica utilizando as primeiras versões das máquinas de fac-símile. Na década seguinte, conexões ponto a ponto utilizando cabos coaxiais melhoraram o resultado e propiciaram uma ampliação da utilização de laudos a distância, particularmente entre distâncias curtas. Mas foi com a evolução das tecnologias de comunicação digital, especialmente com a digitalização da captação das imagens, substituindo assim o uso de filmes radiográficos, que a telerradiologia se disseminou como uma prática usual, hoje globalmente.

Videoconferências

Juntamente com o avanço significativo do telediagnóstico no meio do século

XX, apareceram as primeiras iniciativas de realizar uma consulta médica a distância, a chamada "teleconsulta", com o uso de som e imagens em tempo real. Em 1959, a Universidade de Nebraska, nos EUA, foi pioneira na utilização de videoconferências para conectar médicos em diferentes locais. Por meio do uso de um circuito interno de TV, com câmeras e monitores ligados por cabos coaxiais, os médicos podiam se comunicar e compartilhar informações sobre pacientes, exames e tratamentos, o que revolucionou o modo como a assistência médica era prestada a distância.

A Nasa, agência espacial norte-americana, também teve um papel importante no desenvolvimento da telemedicina. Em 1967, a agência desenvolveu a "Estação Espacial Clínica", para monitorar a saúde dos astronautas durante voos espaciais. Esse sistema utilizava telemetria e comunicações bidirecionais para transmitir dados biométricos e permitir consultas médicas a distância. A inovação demonstrou o potencial da telemedicina para monitorar e tratar pacientes em ambientes extremos e isolados.

Em 1974, há mais de 40 anos, foi publicado o estudo *Telediagnosis: a new community health resource*. Mil pacientes na Logan Airport Medical Station foram avaliados por médicos e enfermeiros do Massachusetts General Hospital por meio de um circuito interno de televisão. A maioria dos pacientes ficou satisfeita com a experiência, considerada tão satisfatória quanto uma consulta presencial. As análises independentes confirmaram uma alta taxa de concordância diagnóstica. Já na época, o estudo concluiu que a telemedicina era viável e segura, podendo aumentar a disponibilidade de atendimento médico de qualidade.

A expansão da internet e a telemedicina digital

A expansão da internet na década de 1990 impulsionou a telemedicina, permitindo a troca de informações médicas de forma mais rápida e eficiente. A internet possibilitou o desenvolvimento de sistemas de telemedicina baseados em computadores e a criação de redes de comunicação entre hospitais, universidades e organizações de saúde. Isso levou à proliferação de programas de telemedicina em várias especialidades, como telecardiologia, teleneurologia e teledermatologia e, enfim, a telemedicina direta ao paciente.

O aprimoramento das tecnologias de compressão de vídeo e transmissão via protocolo HTTP desempenhou um papel fundamental nesse avanço. Inicialmente a telemedicina dependia de linhas de comunicação dedicadas, equipamentos caros e a qualidade da transmissão de vídeo era muitas vezes de baixa resolução, o que limitava sua utilidade em certos cenários. Com a evolução das tecnologias de compressão de vídeo, como o codec H.264 e o mais recente H.265, tornou-se possível transmitir vídeo de alta qualidade com uma largura de banda significativamente menor. Isso, combinado à generalização do uso do protocolo HTTP para transmissão de vídeo (como no caso do *HTTP Live Streaming* – HLS), possibilitou que a telemedicina se tornasse uma opção prática e viável para um número crescente de pessoas e cenários.

Além disso, a transmissão de vídeo via HTTP permitiu a interoperabilidade entre diferentes sistemas e plataformas, o que tornou a telemedicina mais acessível a diversos dispositivos, incluindo *smartphones* e *tablets*. Isso foi crucial para a democratização da telemedicina, permitindo que pacientes de áreas remotas ou com acesso limitado aos cuidados de saúde pudessem se beneficiar de consultas e diagnósticos a distância. A melhoria na qualidade da transmissão de vídeo, por sua vez, possibilitou a realização de procedimentos mais complexos, como cirurgias assistidas a distância e a telepatologia, com os patologistas podendo examinar amostras digitalizadas em alta resolução a partir de locais remotos.

> A evolução das tecnologias de compressão de vídeo e transmissão via protocolo HTTP foi um motor importante para o avanço e a expansão da telemedicina.

Impactos da pandemia de Covid-19 na telemedicina

A pandemia de Covid-19 (doença causada pelo coronavírus da síndrome respiratória aguda grave 2 ou SARS-CoV-2) catalisou uma transformação digital sem precedentes na área da saúde, com destaque para a adoção acelerada da telemedicina. Antes da pandemia, a telemedicina era um recurso subutilizado, muitas vezes devido a barreiras regulatórias, falta de infraestrutura tecnológica e resistência tanto de profissionais de saúde quanto de pacientes. No entanto, com o advento da Covid-19 e a necessidade de distanciamento social, tornou-se uma ferramenta indispensável para continuar prestando assistência médica sem expor pacientes e profissionais de saúde a riscos desnecessários de contágio.

Nesse contexto, muitos sistemas de saúde ao redor do mundo foram forçados a se adaptar rapidamente, implementando soluções de telemedicina para possibilitar consultas virtuais, monitoramento remoto de pacientes e teleconsultoria entre profissionais. A adoção em massa da telemedicina foi facilitada por uma flexibilização temporária das regulamentações de privacidade de dados em muitos países, como os EUA, com a Lei HIPAA (*Health Insurance Portability and Accountability Act*), permitindo o uso de plataformas de videoconferência comuns para consultas médicas. Além disso, muitos governos e seguradoras expandiram a cobertura de serviços de telemedicina, incentivando ainda mais seu uso.

No entanto, a adoção acelerada da telemedicina também trouxe à tona várias questões críticas. As desigualdades no acesso à tecnologia e à internet de alta velocidade tornaram-se mais evidentes, potencialmente agravando as disparidades de saúde existentes. Além disso, a necessidade de garantir a privacidade e a segurança dos dados dos pacientes em um ambiente digital é uma preocupação crescente. Ainda assim, é inegável que a pandemia de Covid-19 impulsionou a telemedicina a um novo patamar de relevância no sistema de saúde global, uma mudança que persiste mesmo após a decretação do fim da emergência sanitária da pandemia (Quadro 1).

História da telemedicina no Brasil

No Brasil, devido principalmente à precariedade da infraestrutura de telecomunicações, da indisponibilidade de recursos

QUADRO 1 Desafios da telemedicina

- Desigualdades no acesso à tecnologia e à internet de alta velocidade.
- Agravamento das disparidades de saúde.
- Garantir a privacidade e a segurança dos dados dos pacientes em um ambiente digital.
- Educação e capacitação dos profissionais.
- Não substituir o atendimento presencial.

Fonte: elaboração dos autores.

para investimento e do ambiente regulatório desfavorável, o desenvolvimento da telemedicina foi bastante lento no início em relação ao restante do mundo.

Iniciativas governamentais importantes começaram a surgir apenas a partir de 1989, como a criação da Rede Nacional de Ensino e Pesquisa (RNP) pelo Ministério da Ciência, Tecnologia e Inovações (MCTI), visando estabelecer uma infraestrutura de rede acadêmica nacional. Embora a RNP tenha focado mais o aspecto acadêmico e educacional da telessaúde, propiciou grande ampliação da área coberta por internet de alta velocidade, o que se provaria fundamental para a evolução e adoção maciça da telemedicina moderna.

Em agosto de 2002, o Conselho Federal de Medicina (CFM) publicou a Resolução n. 1.643, a primeira regulamentação sobre o tema, definindo critérios e responsabilidades. Embora sem abordar temas específicos (como a teleconsulta, por exemplo), essa norma demonstrou o reconhecimento, por parte do CFM, da importância da telemedicina como método relevante para a realização de cuidados médicos. Já em 2003, o Ministério da Saúde empenhou-se para criar uma Política Nacional de Informação e Informática em Saúde (PNIIS), gerando uma proposta para negociação tripartite e elaboração de planos de ação.

Com o tempo, a telemedicina no Brasil evoluiu e se consolidou significativamente, em particular o telediagnóstico e a tele-educação em saúde, estimulados pelo apoio de agências de fomento à pesquisa e por ações governamentais que facilitaram a formação de equipes e núcleos de pesquisa em diversas instituições universitárias do país. Em 2006 foi inaugurada a Rede Universitária de Telemedicina (Rute), com a finalidade de conectar todos os hospitais universitários e centros de ensino e pesquisa em saúde do país.

Em 2007, o Ministério da Saúde lançou o Projeto Nacional de Telessaúde, que visava à instalação de 900 pontos de telemedicina com foco no apoio à atenção primária, contando com a participação da Rute e da RNP. Em 2011, o projeto passou a ser denominado Telessaúde Brasil Redes, com amplos objetivos que envolvem definições de serviços e responsabilidades para o provimento de atenção à saúde a distância no âmbito do SUS.

Enquanto isso, serviços privados de telediagnóstico, particularmente exames cardiológicos como eletrocardiograma, monitor de eventos (Holter), monitoramento ambulatorial de pressão arterial (Mapa), espirometria, eletroencefalograma e radiologia diagnóstica em geral, proliferavam no país. O ganho de escala aliado à tecnologia mais acessível permitiu a redução dos custos e um aumento exponencial da demanda por esses serviços, notadamente na medicina ocupacional e em localidades remotas.

A telemedicina entrou na segunda década do século XXI no Brasil com a consolidação dos serviços de telediagnóstico, mas ainda tímida na assistência médica direta ao paciente, freada pela ausência de regulação específica sobre o tema. A incerteza jurídica era gerada por dúvidas a respeito da legalidade da consulta remota do paciente, sem intermediários, particularmente nas ocasiões em que não havia consulta presencial pregressa (primeira consulta) e quando o paciente não se situava no mesmo estado em cujo Conselho Regional o médico estaria registrado (territorialidade). Ademais, não havia manifestação clara das agências reguladoras com relação à cobertura pelos convênios ou outras fontes pagadoras.

A pandemia de Covid-19 no Brasil, assim como no restante do mundo, pode ser considerada a grande alavanca da telemedicina assistencial. A retirada dos freios regulatórios em abril de 2020, forçada pela necessidade de isolamento social, motivou um crescimento exponencial da demanda por serviços de telemedicina, tanto no âmbito do SUS como na saúde suplementar.

Nos anos seguintes surgiram dezenas de empresas especializadas provendo serviços de telemedicina direta ao paciente, tanto para o SUS como para a saúde suplementar. Estima-se que o número de atendimentos gire na ordem de dezenas de milhões de teleconsultas realizadas anualmente desde 2020. Os principais serviços focavam o atendimento a situações agudas de baixa complexidade (pronto atendimento virtual), mas logo começaram a ser disponibilizados serviços de primeira consulta em especialidades, atenção primária, telepsicologia e, mais recentemente, expansão de iniciativas de monitoramento remoto de doenças crônicas.

PRINCÍPIOS REGULATÓRIOS DA TELEMEDICINA

As regulações e normatizações a respeito da telemedicina têm evoluído rapidamente ao longo dos últimos anos, e certos princípios norteadores de boas práticas em telemedicina e telessaúde permeiam recorrentemente as normas e procedimentos publicados internacionalmente (Quadro 2).

REGULAMENTAÇÃO DA TELEMEDICINA NO BRASIL

Internacionalmente, já em 1999, a Associação Médica Mundial (World Medical Association – WMA), por meio da Decla-

QUADRO 2 Boas práticas em telemedicina e telessaúde

Princípios	Descrição
Universalidade e acessibilidade	▪ A telemedicina deve ser acessível a todos, independentemente de localização geográfica, condição socioeconômica, idade, gênero etc. ▪ As regulamentações devem garantir que não seja privilégio de alguns, mas um recurso disponível para todos.
Autonomia na escolha do modo de atendimento	▪ As regulamentações devem respeitar e proteger a autonomia tanto do paciente quanto do médico na escolha do modo de atendimento. ▪ Ambas as partes devem ter o direito de optar pelo atendimento via telemedicina ou presencial, conforme as circunstâncias e preferências individuais, desde que isso não comprometa a qualidade dos cuidados de saúde. ▪ As escolhas devem ser feitas de maneira informada, considerando todos os potenciais benefícios e desvantagens.
Qualidade e segurança	▪ As regulamentações devem garantir que a qualidade dos cuidados de saúde prestados via telemedicina seja pelo menos igual à dos cuidados presenciais. ▪ Isso inclui a manutenção de padrões de prática médica, protocolos como o diagnóstico preciso e o tratamento adequado. ▪ Além disso, a segurança do paciente deve ser a prioridade em qualquer regulamentação.

(continua)

QUADRO 2 Boas práticas em telemedicina e telessaúde (*continuação*)

Princípios	Descrição
Privacidade e confidencialidade	▪ A proteção dos dados de saúde do paciente é crucial. ▪ As regulamentações devem garantir a privacidade e a confidencialidade dos dados dos pacientes, e devem estabelecer penalidades rigorosas para violações.
Integridade e veracidade da documentação médica digital	▪ As regulamentações devem garantir a integridade, a veracidade e o reconhecimento legal de todas as formas de documentação médica digital, incluindo prescrições, solicitações de exames e atestados médicos. ▪ O uso de assinaturas digitais deve ser autenticado e protegido contra falsificações. ▪ A transferência segura e eficiente desses documentos entre os profissionais de saúde, farmácias, laboratórios e pacientes deve ser facilitada, respeitando sempre os princípios de privacidade e confidencialidade.
Interoperabilidade e continuidade dos cuidados	▪ A telemedicina deve ser integrada ao sistema de saúde existente para garantir a continuidade dos cuidados. ▪ Isso significa que a informação do paciente deve ser facilmente interoperável e acessível entre diferentes prestadores de cuidados

(continua)

QUADRO 2 Boas práticas em telemedicina e telessaúde (*continuação*)

Princípios	Descrição
	de saúde, o que inclui a adoção de padrões de interoperabilidade nos sistemas de armazenamento de dados em saúde.
Ética e responsabilidade	▪ As regulamentações devem estabelecer padrões éticos para a prática da telemedicina e devem definir as responsabilidades dos prestadores de cuidados de saúde. ▪ Isso pode incluir a obtenção de consentimento informado, o manejo de conflitos de interesses e a garantia de que o paciente compreende as limitações da telemedicina.
Educação e competência	▪ As regulamentações devem garantir que os prestadores de telemedicina tenham a formação e a competência necessárias para fornecer cuidados de alta qualidade. ▪ Isso pode envolver a criação de programas de certificação ou a inclusão da telemedicina na formação médica.

Fonte: elaboração dos autores.

ração de Tel Aviv, descrevia a definição de telemedicina e suas modalidades (teleconsulta, teleassistência, teleinterconsulta e televigilância). Em 2008 foi redigida a Declaração sobre a Ética da Telemedicina em sua 58ª Assembleia Geral, em Copenhague, e depois atualizada em 2018.

No Brasil, a primeira regulamentação legal ocorreu com a Resolução do CFM n.

1.643/2002, que reconheceu pela primeira vez a atividade e traçou parâmetros gerais com a definição de critérios e responsabilidades. Em 2018, com a Resolução n. 2.217, que promoveu a revisão do Código de Ética Médica, a temática da telemedicina foi novamente abordada, sendo indicada a necessidade de uma futura regulamentação da atividade. Em seu artigo 37, § 1º, o Código de Ética Médica determina que "o atendimento médico a distância, nos moldes da telemedicina ou de outro método, dar-se-á sob regulamentação do Conselho Federal de Medicina".

Em fevereiro de 2019 foi publicada a primeira resolução (Resolução CFM n. 2.227/2018) a definir e disciplinar a telemedicina como forma de prestação de serviços médicos mediados por tecnologias. No entanto, devido ao alto número de propostas encaminhadas pelos médicos brasileiros para alteração de seus termos e em atenção às solicitações das entidades médicas, que pediam mais tempo para analisar o documento e enviar também suas sugestões de alteração, ela foi revogada pela Resolução CFM n. 2.228/2019.

> Telemedicina é o exercício da medicina mediado por tecnologias digitais, de informação e de comunicação (TDIC), para fins de assistência, educação, pesquisa, prevenção de doenças e lesões, gestão e promoção de saúde.

Com o advento da pandemia de Covid-19, o governo federal por intermédio do Ministério da Saúde, em 20 de março de 2020, publicou a Portaria n. 467, que definia em caráter excepcional e temporário as ações de telemedicina com o objetivo de regulamentar e operacionalizar as medidas de enfrentamento à pandemia definidas na Lei n. 13.979/2020. Nesse período a telemedicina poderia ser exercida no atendimento pré-clínico, de suporte assistencial, de consulta, de monitoramento e diagnóstico no país. E a portaria previa ainda a autorização para a prescrição por via eletrônica de receituários e atestados.

Em 2021, com uma nova resolução (Resolução CFM n. 2.299/2021), o CFM avançava com a regulamentação e normatização da emissão de documentos médicos eletrônicos em atendimentos presenciais e a distância.

Com o fim do estado de emergência em saúde pública em abril de 2022, o Conselho Federal de Medicina publicou a Resolução n. 2.314, que definiu e regulamentou a telemedicina como forma de serviços médicos mediados por tecnologias de comunicação. Foi definido em seu artigo 1º: "Definir a telemedicina como o exercício da medicina mediado por Tecnologias Digitais, de Informação e de Comunicação (TDICs), para fins de assistência, educação, pesquisa, prevenção de doenças e lesões, gestão e promoção de saúde". Como pontos de destaque, podem-se citar a reafirmação da garantia da autonomia de médicos e pacientes em relação à realização da teleconsulta; o fato de a consulta presencial permanecer como padrão-ouro na avaliação do paciente; a estruturação de responsabilidade e regulamentação no caso de possível infração ética (Quadro 3).

Em paralelo, desde 2020 tramitava no Congresso Nacional o Projeto de Lei n. 1.998, apresentado pela deputada Adriana Ventura, que propunha a lei de telessaúde. O projeto foi amplamente discutido com a sociedade, deputados e senadores. Em 27 de dezembro de 2022 foi encaminhada para sanção do presidente da República a Lei n. 14.510, que autoriza e disciplina em todo o território nacional a prática da telessaúde.

QUADRO 3 Categorias da telemedicina

Categoria	Descrição
Teleconsulta	Caracterizada como a consulta médica não presencial, mediada por TDIC, com médico e paciente localizados em diferentes espaços.
Teleinterconsulta	Ocorre quando há troca de informações e opiniões entre médicos, com ou sem a presença do paciente, para auxílio diagnóstico ou terapêutico, clínico ou cirúrgico.
Telediagnóstico	Emissão de laudo ou parecer de exames, por meio de gráficos, imagens e dados enviados pela internet.
Telecirurgia	O procedimento é feito por um robô, comandado por um médico que está em outro local.
Televigilância	Ato realizado sob coordenação, indicação, orientação e supervisão de parâmetros de saúde ou doença, por meio de avaliação clínica ou aquisição direta de imagens, sinais e dados de equipamentos.
Teletriagem	Avaliação médica dos sintomas do paciente, a distância, para regulação ambulatorial ou hospitalar, com definição e direcionamento ao tipo adequado de assistência.

TDIC: tecnologias digitais, de informação e de comunicação.
Fonte: elaboração dos autores.

Nessa lei foram fixados alguns princípios na prestação de serviços remotos (Quadro 4).

CONCLUSÃO

A Lei n. 14.510/2022, que autoriza e disciplina em todo o território nacional a prática da telessaúde, trouxe liberdade e completa independência aos profissionais de saúde, no entanto não podemos nos distanciar do entendimento de que a telemedicina deve respeitar os princípios de universalidade, equidade, ética e segurança para profissionais e pacientes.

Os constantes avanços tecnológicos e seus benefícios na gestão de saúde representam um grande desafio na modernização da medicina.

QUADRO 4 Princípios da prestação de serviços por telemedicina

Princípios da telemedicina
▪ Autonomia do profissional de saúde.
▪ Consentimento livre e informado do paciente.
▪ Direito de recusa ao atendimento na modalidade telessaúde.
▪ Dignidade e valorização do profissional de saúde.
▪ Assistência segura e com qualidade ao paciente.
▪ Confidencialidade dos dados.
▪ Promoção da universalização do acesso dos brasileiros às ações e aos serviços de saúde.
▪ Observância estrita das atribuições legais de cada profissão.
▪ Responsabilidade digital.

Fonte: elaboração dos autores.

SUGESTÕES DE LEITURA

1. Brasil. Conselho Federal de Medicina. Resolução CFM n. 2.299/2021, de 26 de outubro de 2021. Regulamenta, disciplina e normatiza a emissão de documentos médicos eletrônicos, Brasília, DF, 2021. Disponível em: https://sistemas.cfm.org.br/normas/arquivos/resolucoes/BR/2021/2299_2021.pdf. Acesso em: 17 maio 2023.
2. Brasil. Conselho Federal de Medicina. Resolução CFM n. 2.314/2022, de 5 de maio de 2022. Define e regulamenta a telemedicina, como forma de serviços médicos mediados por tecnologias de comunicação. Brasília, DF, 2022. Disponível em: https://sistemas.cfm.org.br/normas/visualizar/resolucoes/BR/2022/2314. Acesso em: 17 maio 2023.
3. Brasil. Ministério da Saúde. Portaria MS n. 467/2020, de 20 de março de 2020. Dispõe, em caráter excepcional

e temporário, sobre as ações de Telemedicina, com o objetivo de regulamentar e operacionalizar as medidas de enfrentamento da emergência de saúde pública de importância internacional previstas no art. 3º da Lei n. 13.979, de 6 de fevereiro de 2020, decorrente da epidemia de Covid-19. Brasília, DF, 2020. Disponível em: http://www.in.gov.br/en/web/dou/-/portaria-n-467-de20-de-marco-de-2020-249312996. Acesso em: 17 maio 2023.

4. Brasil. Presidência da República. Lei n. 14.510, de 27 de dezembro de 2022. Altera a Lei n. 8.080, de 19 de setembro de 1990, para autorizar e disciplinar a prática da telessaúde em todo o território nacional, e a Lei n. 13.146, de 6 de julho de 2015; e revoga a Lei n. 13.989, de 15 de abril de 2020. Brasília, DF, 2022. Disponível em: http://www.planalto.gov.br/ccivil_03/_ato2019-2022/2022/lei/L14510.htm. Acesso em: 17 maio 2023.
5. Consolidated telemedicine implementation guide. Geneva: World Health Organization; 2022. Licence: CC BY-NCSA 3.0 IGO. Disponível em: https://www.who.int/publications/i/item/9789240059184. Acesso em: 17 maio 2023.
6. Dinamarca. World Medical Association (WMA). WMA Statement on the Ethics of Telemedicine. Copenhague, 2008. Disponível em: https://www.wma.net/policies-post/wma-statement-on-the-ethics-of-telemedicine/. Acesso em: 17 maio 2023.
7. Israel. World Medical Association (WMA). WMA Statement on Accountability, Responsibilities and ethical guidelines in the practice of telemedicine [Declaração de Tel Aviv, 1999]. Israel, 1999. Disponível em: https://www.wma.net/policies-post/wma-statement-on-accountability-responsibilities-and-ethical-guidelines-in-the-practice-of-telemedicine/. Acesso em: 17 maio 2023.
8. Nesbitt TS, Katz-Bell J. History of telehealth. In: Rheuban K, Krupinski EA (eds.). Understanding telehealth. McGraw Hill; 2018. Disponível em: https://accessmedicine.mhmedical.com/content.aspx?bookid=2217&sectionid=187794434. Acesso em: 17 maio 2023.
9. Santos MJLS, et al. Manual de boas práticas de telemedicina e telessaúde [livro eletrônico]. São Paulo: Saúde Digital Brasil; 2022. Disponível em: https://saudedigitalbrasil.com.br/manual-de-boas-praticas/. Acesso em: 17 maio 2023.
10. Symcotts J, Fullwood G, Johnson E, Marcham FG. Letters of an English physician in the early seventeenth century. Isis. 1931;16(1):55-81. Disponível em: http://www.jstor.org/stable/224350. Acesso em: 17 maio 2023.

2

Plataformas digitais em telemedicina

Rafael da Silva Giannasi Severini
Anarella Penha Meirelles de Andrade
Claudio Schvartsman

PONTOS-CHAVE DESTE CAPÍTULO

- Aprender sobre as diferentes plataformas digitais e seus recursos.
- Escolher uma plataforma digital adequada e segura.

INTRODUÇÃO

As plataformas digitais em telemedicina são sistemas ou aplicativos que permitem a prestação de serviços médicos e de saúde de forma remota, utilizando a tecnologia digital. Essas plataformas são projetadas para conectar profissionais de saúde e pacientes por meio de recursos como videochamadas, mensagens instantâneas, compartilhamento de arquivos e armazenamento de dados.

Essas plataformas são desenvolvidas para oferecer uma variedade de serviços na área da saúde, como consultas médicas, aconselhamento, prescrições de medicamentos, monitoramento de condições crônicas, triagem médica, educação em saúde e suporte psicológico, entre outros. Elas podem ser utilizadas em diferentes contextos, como consultórios médicos, hospitais, clínicas, instituições de pesquisa e até mesmo em casa, por meio de dispositivos móveis ou computadores.

As plataformas digitais em telemedicina têm como objetivo principal fornecer acesso fácil e conveniente aos serviços de saúde, eliminando as barreiras geográficas e reduzindo a necessidade de deslocamento físico para um consultório ou hospital. Além disso, elas podem melhorar o acesso a especialistas médicos, especialmente em áreas remotas ou com escassez de profissionais de saúde.

É importante ressaltar que as plataformas digitais em telemedicina devem ser desenvolvidas levando em consideração a segurança dos dados dos pacientes e a conformidade com as regulamentações de privacidade e proteção de informações médicas, como o Regulamento Geral de Proteção de Dados (GDPR, na sigla em inglês) na União Europeia ou a Lei Geral de Proteção de Dados (LGPD) no Brasil.

RECURSOS DAS PLATAFORMAS DIGITAIS EM TELEMEDICINA

As plataformas digitais em telemedicina têm desempenhado um papel crucial na prestação de cuidados de saúde remotos. Elas oferecem uma série de recursos e funcionalidades para facilitar a comunicação entre médicos e pacientes (Quadro 1).

É importante ressaltar que as funcionalidades e recursos das plataformas de telemedicina podem variar de acordo com o provedor e o sistema utilizados. Sempre é recomendado verificar as características específicas de cada um, tanto para enten-

QUADRO 1 Recursos das plataformas digitais

Tipo de recurso	Descrição
Videochamada	▪ As principais plataformas permitem que os pacientes tenham consultas virtuais com profissionais de saúde por meio de videochamadas diretamente pela própria plataforma, sem uso de aplicativos externos de videochamada. ▪ Utilizar plataforma própria pode propiciar uma conexão mais segura e uma melhor experiência aos pacientes e profissionais.
Troca de mensagens e *chats*	▪ Há a possibilidade de incluir recursos de mensagens e *chat*, permitindo que profissionais de saúde e pacientes se comuniquem de forma síncrona e assíncrona. ▪ Isso é útil para tirar dúvidas, solicitar orientações e compartilhar informações relevantes, como resultados de exames. ▪ Funciona também como um recurso quando a conexão para a videochamada não está adequada.
Compartilhamento de arquivos e imagens	▪ Exemplos: resultados de exames de laboratório, radiografias e imagens de lesões. ▪ Os profissionais podem revisar esses arquivos remotamente, possibilitando a discussão em equipe para fornecer diagnósticos e tratamentos adequados.
Prescrições eletrônicas	▪ Emissão de prescrições eletrônicas com certificação digital, eliminando a necessidade de prescrições em papel. ▪ Além de enviar ao paciente a distância, há a possibilidade de enviar diretamente as prescrições para as farmácias, proporcionando conveniência e reduzindo erros de interpretação.
Agendamentos de consultas	▪ Muitas plataformas de telemedicina oferecem recursos de agendamento de consultas *online*. ▪ Os pacientes podem marcar suas consultas virtuais e presenciais de acordo com a disponibilidade dos médicos, facilitando o gerenciamento de horários e a organização dos cuidados de saúde.
Integração de dispositivos médicos	▪ Alguns sistemas de telemedicina podem se integrar a dispositivos médicos, como medidores de pressão arterial, oxímetros de pulso e monitores de glicose. ▪ Isso permite que os pacientes monitorem seus próprios sinais vitais em casa e compartilhem os dados com seus médicos de forma remota.
Armazenamento seguro de dados	▪ As plataformas digitais em telemedicina devem garantir a segurança e a privacidade dos dados dos pacientes. ▪ Elas geralmente utilizam criptografia e outros mecanismos de segurança para proteger as informações de saúde.

Fonte: elaboração dos autores.

der quais recursos estão disponíveis quanto quais são mais interessantes para o seu uso.

IMPLEMENTAÇÃO DE PLATAFORMAS DIGITAIS (QUADRO 2)

QUADRO 2 Condições para implementar uma plataforma digital

- Conformidade com regulamentações e leis locais.
- Segurança da plataforma e proteção de dados do paciente.
- Integração com prontuários eletrônicos existentes.
- Usabilidade e experiência do usuário.
- Treinamento da equipe de saúde.

Fonte: elaboração dos autores.

CONFORMIDADE COM REGULAMENTAÇÕES E LEIS LOCAIS

A Lei Geral de Proteção de Dados (LGPD), Lei n. 13.709, de 14 de agosto de 2018, entrou em vigor em setembro de 2020 e estabelece regras sobre coleta, armazenamento, processamento e compartilhamento de dados pessoais, com o objetivo de proteger a privacidade e os direitos dos cidadãos.

As plataformas digitais utilizadas na prática da telemedicina devem estar em conformidade com as disposições da LGPD. Isso significa que elas devem adotar medidas de segurança e privacidade adequadas para proteger os dados pessoais dos pacientes e garantir o cumprimento das obrigações legais (Figura 1).

SEGURANÇA DA PLATAFORMA E PROTEÇÃO DE DADOS DO PACIENTE

A plataforma de telemedicina deve implementar um sistema robusto de autenticação e controle de acesso. Isso envolve o uso de credenciais exclusivas para cada usuário, como nome de usuário e senha, autenticação de dois fatores e medidas adicionais, como biometria ou *tokens* de segurança. Além disso, é importante estabelecer diferentes níveis de acesso, permitindo que apenas profissionais autorizados acessem determinadas informações.

No Brasil, o certificado digital é uma ferramenta utilizada para garantir a autenticidade e a integridade das informações eletrônicas, além de atribuir validade jurídica aos documentos digitais. Ele é amplamente utilizado por médicos e outros profissionais de saúde para assinar digitalmente documentos e realizar transações eletrônicas seguras. Para garantir a segurança, os processos de registro e prescrição em uma plataforma digital devem exigir o uso do certificado digital.

O certificado digital para médicos é emitido por autoridades certificadoras (AC) credenciadas, que são entidades responsáveis por verificar a identidade do solicitante e emitir o certificado. No Brasil, a Infraestrutura de Chaves Públicas Brasileira (ICP-Brasil) é a entidade responsável por regular e credenciar as AC.

É essencial o uso de protocolos de criptografia robustos, como o TLS (*Transport Layer Security*), para garantir a segurança das comunicações entre pacientes e profissionais de saúde. Isso protegerá os dados em trânsito contra interceptação e garantirá a confidencialidade das informações compartilhadas durante as consultas.

A funcionalidade básica do TLS como protocolo de segurança reside em sua capacidade de criptografar mensagens e informações. Portanto, quando um usuário navega em um *site* ou aplicativo e fornece dados como endereço, número de telefone, código de segurança do cartão de crédito e

Consentimento informado:	Segurança da informação:	Anonimização:	Retenção e exclusão de dados:	Compartilhamento dos dados:	Transparência:	Auditoria e conformidade:
A plataforma deve garantir que o consentimento informado seja obtido dos pacientes antes da coleta e do uso de seus dados pessoais. Isso implica informar de maneira clara e transparente sobre as finalidades do tratamento dos dados, como eles serão utilizados, compartilhados e armazenados.	A plataforma deve implementar medidas técnicas e organizacionais adequadas para garantir a segurança da informação e a proteção dos dados pessoais dos pacientes. Isso inclui a adoção de práticas de criptografia, controle de acesso, monitoramento de atividades, entre outras medidas de segurança.	Quando possível, os dados pessoais devem ser anonimizados ou pseudonimizados, ou seja, tornados não identificáveis apenas por meio de um código ou identificador. Isso ajuda a proteger a privacidade dos pacientes e a reduzir o risco de identificação indesejada.	A plataforma deve definir políticas claras sobre a retenção e a exclusão dos dados pessoais dos pacientes. Os dados devem ser mantidos apenas pelo tempo necessário para cumprir a finalidade para a qual foram coletados, e posteriormente devem ser excluídos de forma segura e definitiva.	A plataforma deve adotar cuidados ao compartilhar dados pessoais dos pacientes com terceiros. É importante garantir que haja bases legais adequadas para o compartilhamento e que sejam estabelecidos acordos de confidencialidade com os terceiros envolvidos.	A plataforma deve informar aos pacientes sobre suas políticas de privacidade, os direitos dos pacientes em relação aos dados pessoais e como exercer esses direitos. Isso inclui o direito de acesso, retificação, exclusão e portabilidade dos dados.	A plataforma deve realizar auditorias regulares para verificar a conformidade com as disposições da LGPD e avaliar a eficácia das medidas de segurança e privacidade implementadas. É importante manter registros dessas atividades de auditoria.

FIGURA 1 Diretrizes das Plataformas Digitais em telemedicina: a Lei Geral de Proteção de Dados (LGPD). Cada plataforma digital em telemedicina pode ter requisitos específicos para estar em conformidade com a LGPD. Portanto, é recomendável que as instituições de saúde e os profissionais de saúde consultem especialistas em privacidade e segurança da informação para garantir que a plataforma utilizada atenda aos requisitos legais e técnicos necessários.

Fonte: elaboração dos autores.

também dados de saúde, o TLS é capaz de ocultar esses registros de pessoas não autorizadas a acessá-los.

O protocolo realiza essa tarefa por meio da codificação de todas as mensagens que são transmitidas de um ponto para outro, ou seja, da plataforma para o usuário e vice-versa. São geradas chaves de acesso que só são conhecidas pelo emissor e pelo receptor, e quando uma informação é transmitida o certificado TLS autentica a identidade daquele que tentou acessar o conteúdo. Caso a origem não seja um desses dois pontos, a mensagem não pode ser acessada.

As mensagens são criptografadas, o que significa que o conteúdo original é ocultado, impedindo, por exemplo, que informações interceptadas em um ataque *hacker* sejam lidas. Isso garante que todas as atividades realizadas em uma plataforma com o certificado TLS permaneçam protegidas e só possam ser acessadas pelo emissor e pelo receptor.

INTEGRAÇÃO COM PRONTUÁRIOS ELETRÔNICOS EXISTENTES

Para uma experiência contínua e eficaz, a plataforma de telemedicina deve ser capaz de se integrar aos sistemas de saúde existentes, como registros médicos eletrônicos, para que os profissionais de saúde possam acessar informações atualizadas do paciente durante as consultas. Essa integração é um processo essencial para melhorar a eficiência e a qualidade dos serviços de saúde.

Os dados sobre consultas presenciais, resultado de exames, carteira de vacinação, sinais vitais do paciente (em caso de telemonitoramento), entre outros, estão disponíveis para acesso de forma automática, o que torna o atendimento a distância mais fidedigno e seguro. Diferentes sistemas e aplicativos compartilham informações de forma segura e eficiente, eliminando a necessidade de entrada manual de dados e reduzindo erros.

USABILIDADE E EXPERIÊNCIA DO USUÁRIO

A usabilidade e a experiência do usuário são elementos essenciais em plataformas digitais de telemedicina. Essas características desempenham um papel fundamental na adoção e na satisfação dos usuários, bem como no sucesso geral da telemedicina como meio de prestação de cuidados de saúde. Uma boa plataforma digital se preocupa com a usabilidade e a experiência tanto para o profissional quanto para o paciente (Quadro 3).

QUADRO 3 Usabilidade e experiência do usuário das plataformas digitais

Características	Descrição
Interface intuitiva	▪ A interface da plataforma deve ser intuitiva e fácil de usar. ▪ Os usuários devem ser capazes de navegar e encontrar as funcionalidades desejadas de forma rápida e eficiente, mesmo sem treinamento especializado.
Design responsivo	▪ A plataforma deve ser adaptável a diferentes dispositivos, como computadores, *smartphones* e *tablets*. ▪ Isso garante que os usuários possam acessar a telemedicina de qualquer lugar, usando o dispositivo que preferirem.

(continua)

QUADRO 3 Usabilidade e experiência do usuário das plataformas digitais (*continuação*)

Características	Descrição
Facilidade de agendamento	▪ Os usuários devem poder agendar consultas e compromissos de forma simples e conveniente. ▪ O processo de agendamento deve ser rápido, permitindo que os pacientes escolham datas e horários disponíveis e recebam confirmações por *e-mail* ou mensagem de texto.
Comunicação eficiente	▪ A plataforma deve oferecer recursos de comunicação eficientes, como *chat* em tempo real, videochamadas e mensagens seguras. ▪ Os usuários devem ser capazes de se comunicar facilmente com os profissionais de saúde, esclarecer dúvidas e compartilhar informações relevantes.
Feedback e avaliações	▪ A plataforma pode incorporar recursos de *feedback* e avaliações, permitindo que os usuários forneçam comentários sobre sua experiência. ▪ Isso pode ajudar a identificar pontos fracos e melhorar continuamente a usabilidade da plataforma.
Suporte ao cliente	▪ Um suporte eficiente ao cliente é crucial para garantir que os usuários recebam assistência quando necessário. ▪ A plataforma deve fornecer canais de suporte, como *chat* ao vivo, *e-mail* ou telefone, para que os usuários possam entrar em contato com a equipe de suporte e resolver problemas rapidamente.

Fonte: elaboração dos autores.

TREINAMENTO DA EQUIPE DE SAÚDE

Treinar a equipe no uso de plataformas digitais em telemedicina é fundamental para garantir uma transição eficiente e eficaz para esse novo modelo de prestação de cuidados de saúde.

Pode-se começar fornecendo uma visão geral da telemedicina, explicando seus benefícios, como funciona e como pode melhorar a entrega de cuidados de saúde, certificando-se de que todos compreendam os conceitos básicos e a importância da telemedicina. É preciso que todos na equipe compreendam as diretrizes de privacidade e segurança de dados ao lidar com informações médicas confidenciais, devendo-se explicar a importância do cumprimento das regulamentações e políticas de privacidade, como a LGPD.

Deve-se ainda fornecer treinamento prático no uso das plataformas escolhidas. Isso pode incluir demonstrações passo a passo, vídeos instrutivos, manuais de usuário e sessões práticas em que os membros da equipe possam explorar a plataforma em um ambiente simulado. Tópicos como agendamento de consultas, compartilhamento de informações médicas, videoconferência, prescrições eletrônicas, entre outros recursos relevantes, devem ser abordados. A equipe deve ser treinada em habilidades de comunicação eficazes em um ambiente de telemedicina, o que inclui orientação sobre como interagir com os pacientes por meio de videoconferência, garantindo uma comunicação clara, empática e sem ruídos. É necessário compreender a importância de manter uma postura profissional durante as consultas virtuais.

A equipe deve ser preparada para lidar com problemas técnicos comuns que possam surgir durante as consultas virtuais, podendo-se incluir orientações sobre solução de problemas básicos de conectividade, configuração de dispositivos de áudio e vídeo e resolução de problemas relacionados à plataforma utilizada. Deve ainda ser atualizada sobre as últimas tendências e atualizações relevantes para garantir que todos estejam bem informados e aptos a utilizar as ferramentas disponíveis.

DESAFIOS E CONSIDERAÇÕES FUTURAS

As plataformas digitais enfrentam desafios e limitações, como a dependência de conectividade e acesso à internet, disparidades digitais que dificultam o acesso para certas populações, limitações no contato físico e exames detalhados, preocupações com privacidade e segurança de dados, dificuldade na construção do relacionamento médico-paciente e questões legais e regulatórias. Abordar essas questões é essencial para garantir que o crescimento sustentável seja eficaz nas plataformas digitais em telemedicina.

As perspectivas futuras e tendências incluem a integração de tecnologias emergentes, como inteligência artificial e realidade virtual, o uso de dispositivos médicos conectados, a melhoria da qualidade das teleconsultas, o acesso a especialistas independentemente da localização geográfica, o monitoramento remoto de pacientes, o uso de inteligência artificial para triagem e a ênfase na privacidade e segurança dos dados.

CONCLUSÃO

As plataformas digitais em telemedicina desempenham um papel crucial na prestação de serviços de saúde remotos, conectando profissionais de saúde e pacientes por meio de recursos digitais. Seu objetivo é fornecer acesso fácil e conveniente aos serviços de saúde, eliminando barreiras geográficas e melhorando o acesso a especialistas médicos. No entanto, é importante que essas plataformas sejam desenvolvidas levando em consideração a segurança dos dados dos pacientes e a conformidade com as regulamentações de privacidade e proteção de informações médicas.

Algumas das principais funcionalidades oferecidas pelas plataformas digitais em telemedicina incluem videochamadas, troca de mensagens e *chats*, compartilhamento de arquivos e imagens de exames, prescrições eletrônicas, agendamento de consultas, integração com dispositivos médicos e armazenamento seguro de dados. Esses recursos visam facilitar a comunicação e o compartilhamento de informações entre profissionais de saúde e pacientes, proporcionando uma experiência segura e conveniente.

Na implementação dessas plataformas, é essencial garantir a conformidade com as regulamentações e leis locais, como a LGPD no Brasil. Além disso, é importante garantir a segurança da plataforma e a proteção dos dados dos pacientes, utilizando medidas como autenticação robusta, criptografia de dados e integração com sistemas de saúde existentes.

A usabilidade e a experiência do usuário também são aspectos importantes a serem considerados, com interfaces intuitivas, *design* responsivo, facilidade de agendamento, comunicação eficiente, *feedback* e avaliações e suporte ao cliente. Além disso, o treinamento da equipe de saúde no uso das plataformas digitais é fundamental para garantir uma transição eficiente e eficaz para o modelo de telemedicina, abordando tanto os aspectos técnicos quanto as habilidades de comunicação necessárias.

Em resumo, as plataformas digitais em telemedicina oferecem uma ampla gama de recursos e funcionalidades que facilitam a prestação de serviços de saúde remotos. Ao serem implementadas corretamente e levando em consideração aspectos importantes, como segurança, conformidade com regulamentações e usabilidade, essas plataformas podem melhorar significativamente o acesso e a qualidade dos cuidados de saúde, proporcionando uma experiência positiva tanto para profissionais de saúde quanto para pacientes.

SUGESTÕES DE LEITURA

1. Bashshur RL, Shannon GW, Smith BR, et al. The empirical evidence for telemedicine interventions in primary care: an updated systematic review. Telemedicine and e-Health. 2015;21(2):75-7.
2. Bashshur RL, Howell JD, Krupinski EA, et al. The empirical foundations of telemedicine interventions in primary care. Telemed JE Health. 2016;22(5):342-75.
3. Brasil. Lei n. 13.709, de 14 de agosto de 2018. Lei Geral de Proteção de Dados Pessoais (LGPD). Brasília, DF, 2018. Disponível em: http://www.planalto.gov.br/ccivil_03/_ato2015-2018/2018/lei/L13709.htm. Acesso em: 10 jun. 2023.
4. Brasil. Lei n. 14.510, de 27 de dezembro de 2022. Regula a prática da telessaúde no Brasil. Brasília, DF, 2022. Disponível em: http://www.planalto.gov.br/ccivil_03/_ato2019-2022/2022/lei/L14510.htm. Acesso em: 10 jun. 2023.
5. Lapointe L, Lavallee-Bourget MH, Pichard-Jolicoeur A, et al. Impact of telemedicine on diagnosis, clinical management and outcomes in rural trauma patients: A rapid review. Can J Rural Med. 2020 Jan--Mar;25(1):31-40.
6. Conselho Federal de Medicina. Resolução CFM n. 2.314/2022. Define e regulamenta a telemedicina, como forma de serviços médicos mediados por tecnologias de comunicação. Disponível em: https://sistemas.cfm.org.br/normas/arquivos/resolucoes/BR/2022/2314_2022.pdf. Acesso em: 10 jun. 2023.
7. Dorsey ER, Topol EJ. State of telehealth. N Engl J Med. 2016 Jul 14;375(2):154-61.
8. Grossi MGR, Costa JW, Santos AJ. A exclusão digital: o reflexo da desigualdade social no Brasil. Nuances – Estudos sobre Educação, Presidente Prudente. 2013;24(2):68-85.
9. Hjelm NM. Benefits and drawbacks of telemedicine. J Telemed Telecare. 2005;11(2):60-70.
10. Moraes IHS, Veiga L, Vasconcellos MM, Santos SRFR. Inclusão digital e conselheiros de saúde: uma política para a redução da desigualdade social no Brasil. Ciênc Saúde Coletiva. 2009;14(3):879-88.
11. Ohannessian R, Duong TA, Odone A. Global telemedicine implementation and integration within health systems to fight the COVID-19 pandemic: A call to action. JMIR Public Health Surveill. 2020 Apr 2;6(2):e18810.
12. Oliveira DLM. Telemedicina no Brasil: ameaças à proteção de dados pessoais em decorrência da flexibilização da pandemia e da regulamentação precária. Revista De Direito Sanitário. 2022;22(2), e0011.
13. Pereira RP, Boéchat EM, Ferreira EL. Telemedicina e a proteção de dados pessoais: análise sob a perspectiva da Lei Geral de Proteção de Dados. In: Simpósio Brasileiro de Sistemas de Informação (SBSI), 2020.
14. Ristic I. Bulletproof SSL and TLS: understanding and deploying SSL/TLS and PKI to secure servers and web applications. Feisty Duck; 2014.
15. Severini RDSG, Oliveira PC, Couto TB, et al. Fast, cheap and feasible: implementation of pediatric telemedicine in a public hospital during the Covid-19 pandemic. J Pediatr (Rio J). 2022;98(2):183-89.

3

Treinamento e educação em telemedicina na pediatria

Danielle Saad Nemer Bou Ghosn
Rafael da Silva Giannasi Severini
Thomaz Bittencourt Couto

PONTOS-CHAVE DESTE CAPÍTULO

- A importância do treinamento e da educação em telemedicina para pediatras.
- As competências necessárias para a prática efetiva da telemedicina pediátrica.
- Estratégias de treinamento para profissionais de saúde que desejam se envolver na telepediatria.
- Recursos e diretrizes disponíveis para o treinamento em telemedicina pediátrica.
- O uso de tecnologias educacionais e da simulação para aprimorar a formação em telepediatria.
- Considerações éticas e legais relacionadas à telemedicina pediátrica e seu impacto no treinamento.

INTRODUÇÃO

A telemedicina pediátrica tem se mostrado uma ferramenta valiosa para fornecer assistência médica a crianças em áreas remotas, ampliar o acesso aos cuidados de saúde e melhorar os desfechos clínicos. No entanto, para garantir uma prática segura e efetiva da telepediatria, é fundamental fornecer treinamento e educação adequados aos profissionais de saúde (Quadro 1).

QUADRO 1 Etapas do treinamento e educação em telepediatria

- Competências necessárias para a prática da telemedicina pediátrica.
- Estratégias de treinamento em telepediatria.
- Recursos e diretrizes para o treinamento em telepediatria.
- Uso de tecnologias educacionais e simulação.

Fonte: elaboração dos autores.

COMPETÊNCIAS NECESSÁRIAS PARA A PRÁTICA DA TELEMEDICINA PEDIÁTRICA

Além do conhecimento em pediatria, com o crescimento da modalidade da telemedicina tornou-se essencial esse treinamento na formação do médico pediatra.

Para ser capacitado a realizar consultas nessa modalidade, o aprendiz deve conhecer bem as limitações da ferramenta, ter claras as limitações do exame físico a distância e conhecer os sinais de alarme que tornam necessária a avaliação presencial do paciente.

Além das competências técnicas, a comunicação e a empatia do profissional são de extrema importância nesse meio de consulta e devem ser treinadas, uma vez que a experiência é diferente de quando estamos cara a cara com o paciente (Quadro 2).

QUADRO 2 Tópicos no currículo de telemedicina para estudantes da área da saúde

Tema	Tópico
Definindo a telemedicina e seus usos	Definições de telemedicina
	Descrições das consultas de telemedicina
	Usos da telemedicina
Considerações para maximizar a segurança do paciente	Riscos e benefícios da telemedicina
	Comparação da telemedicina com a tradicional
	Requerimentos legais
	Ética da telemedicina
	Determinantes sociais da saúde
	Segurança do paciente
Habilidades em telemedicina	Requisitos de tecnologia e como usar a plataforma institucional de telemedicina
	Profissionalismo e etiqueta na *web* durante visitas de telemedicina
	Habilidades de comunicação
	Habilidades de história e exame físico durante visitas de telemedicina
	Documentação escrita de visitas de telemedicina

Fonte: adaptação de Iancu et al. (2021).

ESTRATÉGIAS DE TREINAMENTO EM TELEPEDIATRIA

O treinamento em telemedicina, assim como o restante da educação médica, deve ser baseado em múltiplas estratégias, visando a uma formação global do aprendiz, com desenvolvimento das habilidades e competências.

Há quatro quadrantes principais do ensino em telemedicina, segundo a Academia Americana de Medicina (Figura 1).

Durante uma consulta de telemedicina supervisionada, existe a conjunção entre um encontro clínico e um encontro educacional, intermediado pela plataforma virtual. A educação em telemedicina deve se concentrar em três elementos: o aluno, o ambiente de aprendizagem e o educador (Figura 2).

São oportunidades de ensino o pré-encontro clínico, incluindo a revisão do prontuário, se disponível, familiarização com plataforma, tecnologia e planejamento da consulta. A teleconsulta em si permite supervisionar a anamnese, o exame físico virtual e o pós-consulta, que inclui a documentação do encontro clínico e o planejamento de seguimento.

Como exemplo dessas estratégias, no Instituto da Criança e do Adolescente do Hospital das Clínicas da Faculdade de Medicina da Universidade de São Paulo

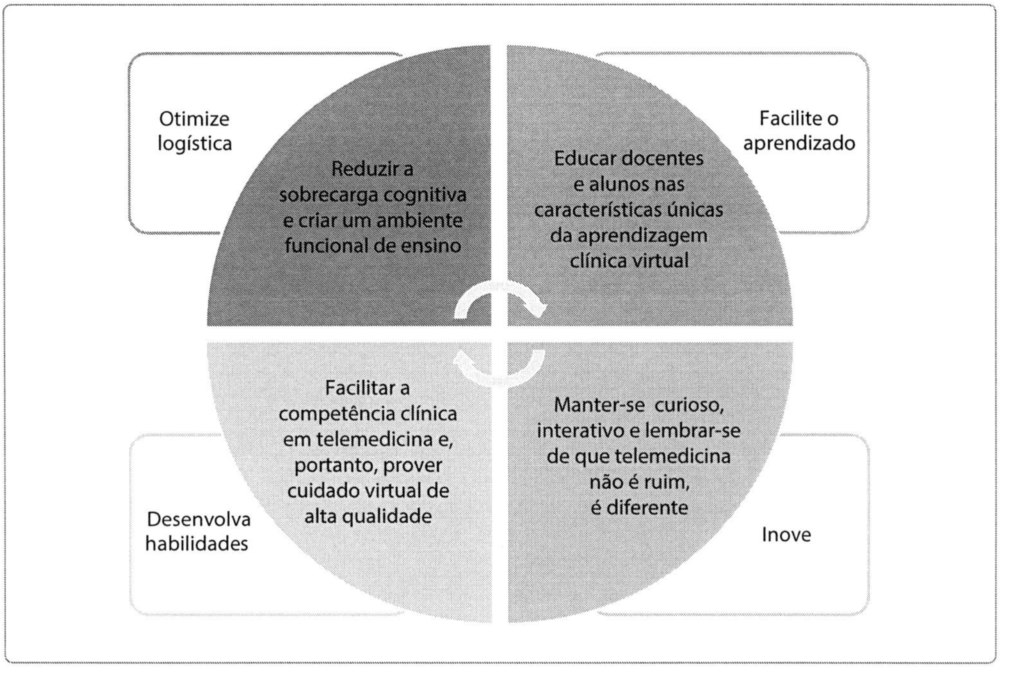

FIGURA 1 Quadrantes do treinamento em telemedicina.
Fonte: elaboração dos autores.

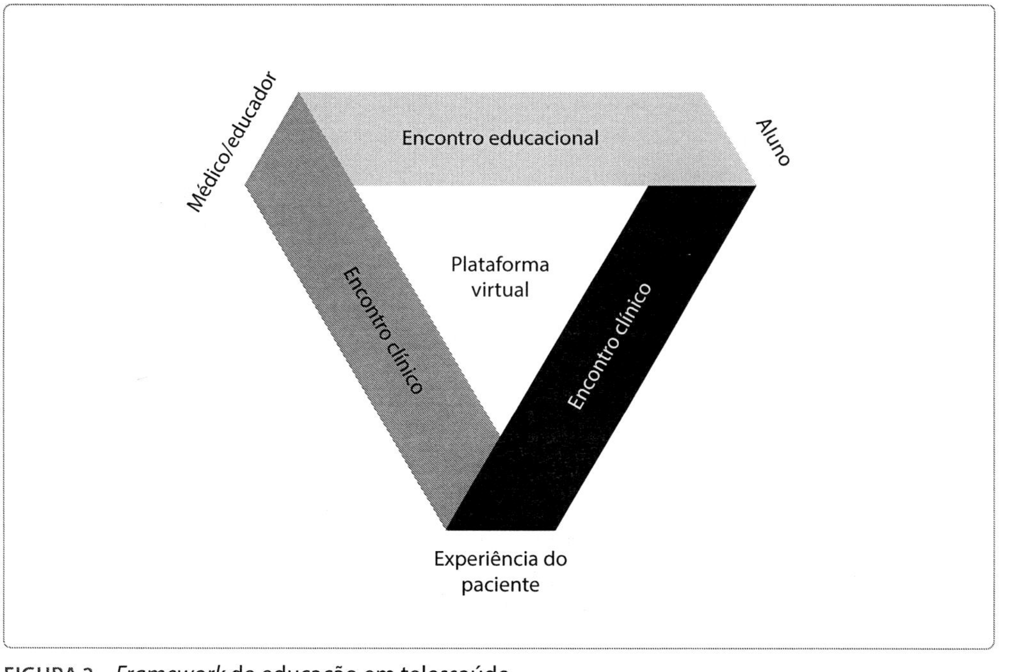

FIGURA 2 *Framework* de educação em telessaúde.
Fonte: elaboração dos autores.

(ICr-HCFMUSP) foi desenvolvido um protocolo de treinamento dos médicos residentes descrito por Severini et al. (2023) composto por diversas etapas:

- Aula teórica *online* assíncrona, trazendo os conceitos de telemedicina e tecnologia envolvida, e discussão da parte ética e legal.
- Aula teórica *online* síncrona, sobre particularidades da técnica e exame físico.
- Duas telessimulações de atendimento via telemedicina.
- Atendimento de casos por telemedicina supervisionados por médicos assistentes.
- Avaliação prática no formato de mini-CEX e *feedback* contínuo.

RECURSOS E DIRETRIZES PARA O TREINAMENTO EM TELEPEDIATRIA

Para o treinamento das habilidades em telemedicina é importante que o serviço tenha a tecnologia necessária para aplicação do método (computador, vídeo, sistema para registro, possibilidade de prescrição *online*), bem como profissionais habilitados no método e com conhecimento técnico e legal para orientação dos aprendizes.

Assim como em qualquer hospital-escola, os pacientes devem estar conscientes de que a consulta será conduzida por um médico em formação, supervisionada por um educador médico. A depender do momento da formação do estudante, isso pode incluir acompanhar a consulta integralmente ou somente em momentos-chave, de maneira semelhante ao que é feito presencialmente. A telemedicina, porém, oferece uma oportunidade única de acompanhar a consulta de maneira menos ostensiva, já que é possível manter seu vídeo desligado, ou mesmo revisar o caso *a posteriori* de maneira assíncrona, desde que autorizado e que a plataforma virtual tenha essa capacidade. Uma possível sequência de consulta com supervisão pode seguir o fluxograma apresentado na Figura 3.

USO DE TECNOLOGIAS EDUCACIONAIS E SIMULAÇÃO

Além dos métodos habituais para ensino, a telemedicina também traz a possibilidade da incorporação de outras tecnologias para seu ensino, como:

- Realidade virtual e aumentada para simulação de consultas pediátricas.
- Treinamento em ambientes virtuais interativos para desenvolver habilidades de comunicação e tomada de decisão.
- Utilização de sistemas de gestão de aprendizagem *online* para cursos e conteúdo de treinamento em telemedicina pediátrica.
- Criação de plataformas de discussão e compartilhamento de casos clínicos para facilitar o aprendizado colaborativo.
- Incorporação de tecnologias de teleconferência e gravação de consultas para revisão e *feedback* (respeitando as regras da Lei Geral de Proteção de Dados – Lei n. 13.709/2018).

CONCLUSÃO

O treinamento e a educação desempenham um papel crucial na garantia de uma prática segura e efetiva da telemedicina pediátrica. Profissionais de saúde que desejam se envolver nessa área devem adquirir competências clínicas sólidas, habilidades de comunicação aprimoradas e proficiência tecnológica. Estratégias de

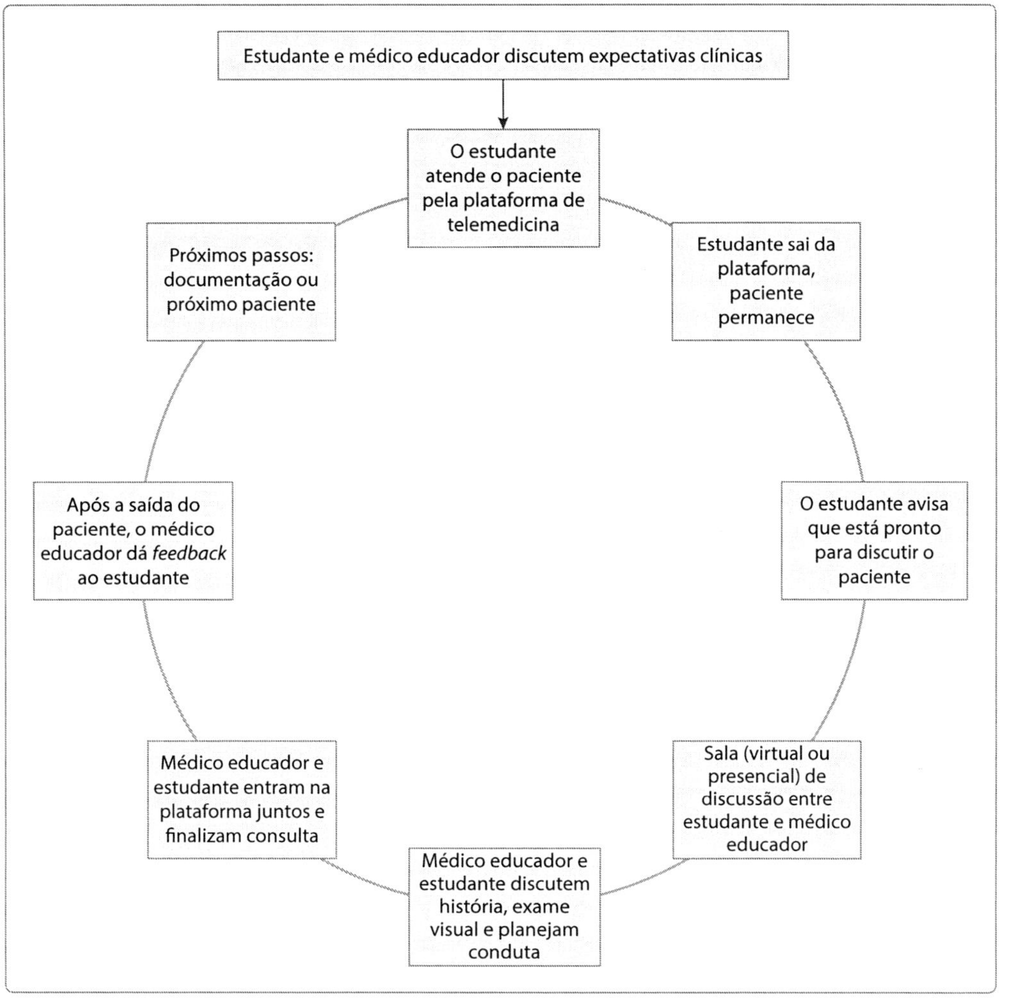

FIGURA 3 Consulta de telemedicina supervisionada por educador médico.
Fonte: elaboração dos autores.

treinamento, como cursos especializados, simulação e mentoria, são essenciais para desenvolver as habilidades necessárias. Além disso, recursos e diretrizes disponíveis oferecem orientações fundamentais para a formação em telepediatria. Considerações éticas e legais devem ser abordadas e incorporadas ao treinamento, garantindo a proteção dos pacientes e o cumprimento de regulamentos.

SUGESTÕES DE LEITURA

1. Alkureishi MA, Lenti G, Choo ZY, et al. Teaching telemedicine: the next frontier for medical educators. JMIR Med Educ. 2021;7(2):e29099.
2. American Academy of Pediatrics (AAP). Telemedicine and children. Disponível em: https://www.aap.org/en/practice-management/care-delivery-approaches/telehealth/. Acesso em: 3 ago. 2023.
3. American Medical Association (AMA). Telehealth clinical education playbook. 2022. Disponível em: https://www.ama-assn.org/system/files/ama-telehealth-playbook.pdf. Acesso em: 19 jun. 2023.

4. Bashshur RL, Shannon GW, Smith BR, et al. The empirical foundations of telemedicine interventions for chronic disease management. Telemed J E Health. 2014;20(9):769-800.
5. Gavish I, Bentur N. Digital health implementation and the need for ethical deliberation. J Med Internet Res. 2019;21(3):e12791.
6. Iancu AM, Kemp MT, Gribbin W, et al. Twelve tips for the integration of medical students into telemedicine visits. Med Teach. 2021;43(10):1127-33.
7. Kruse CS, Krowski N, Rodriguez B, et al. Telehealth and patient satisfaction: a systematic review and narrative analysis. BMJ Open. 2017;7(8):e016242.
8. Severini RDSG, Marcovici M, Farhat SCL, et al. How to incorporate telemedicine in medical residency: a Brazilian experience in pediatric emergency. Clinics (Sao Paulo). 2023;78:100162.
9. World Health Organization (WHO). Telemedicine: opportunities and developments in Member States. Disponível em: https://apps.who.int/iris/bitstream/handle/10665/252529/978924151. Acesso em: 20 jun. 2023.

4

Ambientação da teleconsulta para a família e o pediatra

Daniela Akashi

PONTOS-CHAVE DESTE CAPÍTULO

- Organizar o espaço para teleconsultas, especialmente as videoconsultas, que proporcionam uma experiência melhor para o paciente, sua família e o pediatra.
- Orientar o paciente e sua família para uma teleconsulta bem-sucedida é fundamental, tanto no que diz respeito às condições técnicas ideais quanto aos dados e informações que serão necessários.

INTRODUÇÃO

Nas fases mais críticas da pandemia de Covid-19, a telemedicina se revelou uma ferramenta indispensável para manter os cuidados aos pacientes, ajudando a diagnosticar, orientar e acompanhar os doentes, evitando que muitas pessoas precisassem sair de suas casas desnecessariamente e encaminhando os pacientes graves mais precocemente aos hospitais. Mesmo fora do contexto pandêmico, os benefícios que a telemedicina oferece ao sistema de saúde são inúmeros, portanto é fundamental que o pediatra esteja bem preparado para utilizá-la.

Dentre as modalidades de telemedicina, a teleconsulta em tempo real por videoconferência, denominada videoconsulta (VC), é a que mais se aproxima da consulta presencial, e vem sendo cada vez mais utilizada pelos profissionais de saúde. Quando as condições clínicas, práticas e técnicas são favoráveis, a VC representa uma alternativa segura para os cuidados da saúde, com altos índices de satisfação entre pacientes e médicos.

Neste capítulo serão abordadas questões práticas relacionadas à ambientação da VC que favorecem a boa interação entre o pediatra, a criança ou adolescente e sua família.

AMBIENTAÇÃO PARA O PEDIATRA (FIGURA 1)

O pediatra tem a flexibilidade de realizar a VC de vários lugares: consultório particular, hospital, clínica de saúde ou de sua própria casa. É importante que o local ofereça as mesmas condições de privacidade e profissionalismo que a consulta presencial.

Atender no consultório, sala de ambulatório ou hospital faz com que o paciente e seus responsáveis se sintam mais seguros pois são ambientes familiares quando se tratam de questões relacionadas à saúde. Quando o atendimento é realizado de casa, o ideal é utilizar uma sala fechada, como um pequeno escritório, para transmitir a sensação de privacidade similar à de um consultório. O ambiente deve ser silencioso e à prova de interrupções, e é recomendável trancar a porta ou colocar um aviso do lado de fora informando que há uma consulta em andamento. A cor da parede de fundo pode influenciar na imagem, sendo preferível que tenha cores neutras, levemente azuladas ou esverdeadas. Um local com pouca decoração e bem organizado oferece menos distrações. Algumas plataformas de vídeo oferecem opções de fundo de tela que podem ser personalizadas. Se estiver trabalhando em alguma instituição, é desejável que o logo apareça ao fundo, atrás do médico.

Para a realização da VC, um computador com câmera de alta resolução, sistema de áudio e uma conexão à internet de boa qualidade são imprescindíveis. Deve-se dar preferência à internet a cabo para evitar oscilações na transmissão de dados ou utilizar internet de fibra óptica com maior velocidade. Caso utilize rede sem fio, recomenda-se estar próximo ao roteador, fechar outros aplicativos e não compartilhar a rede com outros usuários. Evite o uso de dispositivos móveis, como *tablet* ou *smartphone*. Caso seja a única alternativa, adquira internet de banda larga e fique próximo ao roteador, pois o uso da rede móvel de dados 4G está associado a interrupções e falhas de áudio e vídeo, impactando negativamente a experiência do paciente e familiares.

Ao utilizar o celular ou *tablet*, é necessário providenciar um computador ou bloco de notas para registrar os dados no prontuário. Outro ponto importante é manter o computador, *tablet* ou *smartphone* ligados à fonte de energia para prevenir interrupções no atendimento.

Faça um teste de qualidade da rede por meio de *sites* específicos e certifique-se de que a velocidade de *download* e *upload* (recebimento e envio de dados) seja no mínimo de 4 Mbps, com uma latência (atraso no recebimento e envio de dados) menor que 20 ms e 0% de perda de pacotes. Dependendo do número de usuários da rede, o plano contratado precisa ser bem superior aos requisitos mínimos.

O uso de fones de ouvido com microfone próximo à boca, como um *headset*, melhora a qualidade do som e reduz ruídos externos. Microfones de mesa de mesa com alto-falante embutido também são uma opção, pois cancelam ecos e distorções do som. É recomendável fechar páginas ou aplicativos que não estão sendo empregados, bem como deixar o celular no modo silencioso para evitar distrações. Atenção para não manusear papéis ou deixar o teclado muito próximo ao microfone para evitar sons indesejados durante a VC.

A iluminação adequada é crucial durante a VC. A iluminação frontal e difusa é a mais adequada. Se houver luz natural, posicione-se de frente para a fonte de luz. Dispositivos portáteis de LED são bons aliados da VC, permitindo a seleção da temperatura da luz e sua intensidade. Podem ser posicionados atrás da câmera que está sendo utilizada, de forma a iluminar o rosto do médico uniformemente. Assim como numa foto, se houver claridade excessiva em algum ponto atrás do profissional, o paciente verá um brilho desagradável na tela e a imagem do profissional ficará sombreada. Se houver janela na lateral ou ao fundo da sala, providencie persianas ou cortinas e mantenha-as fechadas.

O exercício da telemedicina exige cuidado especial com a ergonomia. Utilizar uma cadeira com ajuste de altura, de forma que os cotovelos fiquem aproximadamente a 90 graus em relação à mesa de apoio ajuda a manter os ombros relaxados durante a digitação. Aconselha-se que o médico se posicione a uma distância entre 50 e 70 cm da câmera para que o paciente enxergue melhor o rosto e a parte superior do tronco do pediatra, evitando que partes da mesa e do fundo da sala sejam motivos de distração. Posicionar a câmera acima da tela do monitor é outra dica importante, mantendo-a na altura dos olhos e favorecendo um ângulo do olhar mais adequado. Isso contribui para uma imagem mais natural e confortável durante a VC.

Quando estiver falando, procure olhar diretamente na câmera em vez de olhar para a tela o tempo todo. Olhar direto para a câmera faz com que o interlocutor se sinta olhado nos olhos, enquanto olhar para a imagem na tela pode dar a impressão de estar olhando para baixo, desinteressado ou distraído. Avise a família que durante a VC pode ser que você desvie o olhar algumas vezes para registrar dados no prontuário ou consultar outras informações.

Digite o mínimo necessário para não comprometer o contato com o paciente e seus familiares. O desvio frequente do olhar pode dar a impressão de que o profissional não está prestando atenção ao que está sendo falado e também pode distrair a criança ou adolescente e seus responsáveis. Se utilizar um *laptop* com câmera integrada, providencie um suporte para elevar a altura da tela e da câmera, além de um teclado e *mouse*. Isso contribui para uma postura mais confortável, acolhedora e profissional durante a VC.

O uso de suporte para os pés previne dores nas costas, favorecendo uma postura mais confortável. Períodos longos de atendimento requerem pequenas pausas para alongamento e ingestão de líquidos para o bem-estar do profissional.

O modo de se vestir durante a VC é semelhante ao que o pediatra adota na consulta presencial. No entanto, é importante evitar blusa branca ou de cor intensa, listras e xadrez, ornamentos como brincos e colares grandes ou maquiagem forte, pois esses elementos podem se destacar demais no vídeo e tirar a atenção do foco da consulta. Portar um avental com identificação com o nome do profissional pode ajudar a construir uma atmosfera mais profissional, especialmente no primeiro encontro com o paciente.

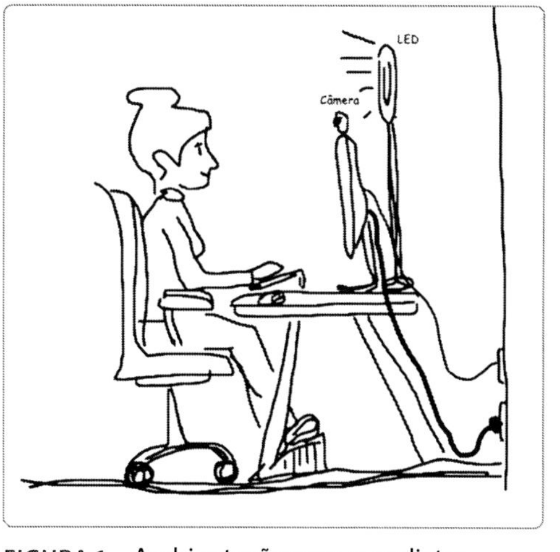

FIGURA 1 Ambientação para o pediatra.
Fonte: elaboração da autora.

AMBIENTAÇÃO PARA A CRIANÇA/ADOLESCENTE E SUA FAMÍLIA

Assim como o pediatra, o paciente e sua família também precisam se preparar para que a consulta transcorra da melhor forma possível e atinja seus objetivos. É essencial verificar se a criança ou adolescente é elegível para a realização da consulta por telemedicina e se terá as condições necessárias para participar da VC. Antes da consulta, é útil enviar uma lista dos pré-requisitos e orientações por *e-mail* ou mensagem de texto, juntamente com o *link* para a VC. É recomendado realizar uma ligação para se certificar de que o paciente recebeu o *e-mail*, conseguiu baixar o aplicativo para videochamada e repassar as orientações para realizar a VC. Essa preparação ajuda a garantir uma experiência mais tranquila e bem-sucedida para todos.

A família precisa ter acesso a um *smartphone*, *tablet* ou computador com câmera e áudio, e internet de boa qualidade. Caso não tenha acesso à internet de banda larga, a rede móvel 4G do celular pode ser suficiente para a realização da VC, porém, é importante estar ciente de que as oscilações de sinal podem levar a interrupções, atrasos e falhas de áudio e vídeo, prejudicando a comunicação entre as partes. Esteja preparado e saiba lidar com eventuais problemas técnicos que possam surgir durante a chamada de vídeo, a fim de evitar frustrações e perda da comunicação com o paciente.

Por segurança, é importante que tanto o pediatra quanto a família disponibilizem seus contatos telefônicos antes do dia da VC, pois, caso ocorram problemas na conexão, poderão ser chamados enquanto se busca solução com o suporte técnico. Na impossibilidade de prosseguir com a VC, o médico irá decidir junto à família a melhor conduta para o paciente: continuar a consulta por telefone, reagendar o atendimento ou encaminhá-lo para a avaliação presencial.

É fundamental que a família cheque o funcionamento do equipamento que irá utilizar, garantindo que o celular ou *tablet* estejam carregados ou o computador ligado na fonte de energia, além de verificar a conexão de internet. O melhor é que o dispositivo esteja apoiado em uma mesa ou outra superfície rígida, a uma distância que permita ao pediatra visualizar a criança ou adolescente como um todo. Quando o paciente usar a rede de internet sem fio, aconselha-se que fique ao lado do roteador, feche os outros aplicativos e desconecte outros dispositivos conectados à mesma rede a fim de não atrapalhar a transmissão de dados durante a consulta.

O paciente pode realizar a VC em casa, clínica, hospital, escola ou outro ambiente privativo. O local escolhido deve ser silencioso, livre de ruídos externos e fora da área de circulação de outras pessoas. A privacidade é um ponto essencial para consultas com adolescentes e em casos de suspeita de qualquer tipo de abuso ou conflito familiar. O pediatra precisa estar atento a situações em que perceba que o ambiente não propicia a privacidade adequada ou sinta que o adolescente ou a criança e seu responsável apresentam-se constrangidos durante a VC. Nesses casos, é indicado realizar a consulta presencialmente.

A iluminação é essencial para que o médico possa obter dados do exame físico por meio de uma imagem nítida e fidedigna. É um fator crucial quando se trata de lesões de pele ou orofaringe, por exemplo. O paciente deve receber orientações para se posicionar de frente para a janela quando houver luz natural ou estar em um ambiente bem iluminado na hora da VC, uma vez que o exame físico depende da qualidade da imagem transmitida. Dependendo do motivo da consulta, é conveniente ter espaço para que o pediatra avalie a marcha e o modo como a criança ou adolescente se movimenta e interage com o meio. Dependendo da queixa, o pediatra pode pedir que o paciente se deite sobre alguma superfície, como uma cama ou sofá, para fazer o exame físico com a ajuda do seu responsável, se necessário.

Deve-se dar preferência a roupas confortáveis e apropriadas, que permitam mostrar partes do corpo relevantes para o exame físico, de acordo com a queixa.

É desejável que a família tenha em mãos um termômetro e uma lanterna, além de outros equipamentos médicos, se estiverem disponíveis, como esfigmomanômetro, oxímetro de pulso, balança, medidor de pico de fluxo expiratório, glicosímetro etc. Atualmente existem dispositivos diagnósticos como estetoscópio, otoscópio e dermatoscópio digitais que podem ser manipulados pelo próprio paciente, seu responsável ou por um profissional de saúde, permitindo um exame físico a distância mais completo.

CONCLUSÃO

Antes de iniciar o atendimento por telemedicina, faça uma lista e cheque sua ambientação, avalie seu áudio e vídeo e prepare a criança ou adolescente e sua família para a teleconsulta (Quadro 1). Corrija o que for necessário para que a distância física se torne imperceptível e para que a VC seja um sucesso.

A teleconsulta não tem como objetivo substituir o atendimento médico presencial e deve ser considerada uma aliada para promover os cuidados à saúde das crianças e adolescentes.

QUADRO 1 Lista de checagem da ambientação

Pediatra	Paciente
Local ☐ Privacidade ☐ Silêncio ☐ Iluminação frontal	**Local** ☐ Privacidade ☐ Silêncio ☐ Iluminação frontal
Equipamentos ☐ Computador conectado à fonte de energia ☐ Câmera na altura dos olhos ☐ *Headset* ☐ Internet com boa qualidade (cabo)	**Equipamentos** ☐ Computador conectado à fonte de energia/*tablet* ou *smartphone* carregados ☐ Câmera ☐ *Speaker* e microfone ☐ Internet com boa qualidade
Outros ☐ Mobiliário ergonômico ☐ Vestimenta apropriada	**Outros** ☐ Dispositivos médicos auxiliares ☐ Roupa confortável
Contato do paciente	**Contato do pediatra**

Fonte: elaboração da autora.

SUGESTÕES DE LEITURA

1. Almathami HKY, Win KT, Vlahu-Gjorgievska E. Barriers and facilitators that influence telemedicine-based, real-time, online consultation at patients' homes: systematic literature review. J Med Internet Res. 2020;22(2):e16407.
2. Andrews E, Berghofer K, Long J, et al. Satisfaction with the use of telehealth during Covid-19: an integrative review. Int J Nurs Stud Adv. 2020;2.
3. Burke BL Jr, Hall RW; Section on Telehealth Care. Telemedicine: pediatric applications. Pediatrics. 2015;136(1):e293-308.
4. Car J, Koh GC-H, Foong PS, Wang CJ. Video consultations in primary and specialist care during the Covid-19 pandemic and beyond. BMJ. 2020;371:m3945.
5. Collares PM, Andrade RF (orgs.). Manual de ergonomia para uso de dispositivos de tela em home office. Fortaleza: Universidade Federal do Ceará (UFC), Departamento de Fisioterapia, PROERGON; 2020. Disponível em: https://defisio.ufc.br/wp-content/uploads/2020/08/manual-de-ergonomia-para-uso-de-dispositivos-de-tela-em-home-office.pdf. Acesso em: 10 jun. 2023.
6. Donaghy E, Atherton H, Hammersley V, et al. Acceptability, benefits, and challenges of video consulting: a qualitative study in primary care. Br J Gen Pract. 2019;69(686):e586-94.
7. Gállego JR, Hernández-Solana A, Canales M, et al. Performance analysis of multiplexed medical data transmission for mobile emergency care over the UMTS channel. IEEE Trans Inf Technol Biomed. 2005;9(1):13-22.
8. Greenhalgh T, Shaw S, Wherton J, et al. Real-world implementation of video outpatient consultations at macro, meso, and micro levels: mixed-method study. J Med Internet Res. 2018;20(4):e150.
9. Jiménez-Rodríguez D, Ruiz-Salvador D, Rodríguez Salvador MDM, et al. Consensus on criteria for good practices in video consultation: a Delphi study. Int J Environ Res Public Health. 2020;17(15):5396.
10. Kemery DC, Goldschmidt K. Can you see me? Can you hear me? Best practices for videoconference-enhanced telemedicine visits for children. J Pediatr Nurs. 2020;55:261-3.
11. Palen TE, Price D, Shetterly S, Wallace KB. Comparing virtual consults to traditional consults using an electronic health record: an observational case-control study. BMC Med Inform Decis Mak. 2012;12(1):65.
12. Tam T, Cafazzo JA, Seto E, et al. Perception of eye contact in video teleconsultation. J Telemed Telecare. 2007;13(1):35-9.
13. Wong A, Bhyat R, Srivastava S, et al. Patient care during the Covid-19 pandemic: use of virtual care. J Med Internet Res. 2021;23(1):e20621.
14. Wosik J, Fudim M, Cameron B, et al. Telehealth transformation: Covid-19 and the rise of virtual care. J Am Med Inform Assoc. 2020;27(6):957-62.

PARA SABER MAIS

- American Medical Association (AMA). Telehealth practice implementation. American Medical Association. Disponível em: https://www.ama-assn.org/practice-management/digital/ama-telehealth-practice-implementation. Acesso em: 10 jun. 2023.
- World Health Organization (OMS). How to plan and conduct telehealth consultations with children and adolescents and their families. Disponível em: https://www.who.int/publications-detail-redirect/9789240038073. Acesso em: 10 jun. 2023.

5

Modalidades em telemedicina

Rafael da Silva Giannasi Severini
Anarella Penha Meirelles de Andrade
Clovis Artur Almeida da Silva
Claudio Schvartsman

PONTOS-CHAVE DESTE CAPÍTULO

- Reconhecer as diferentes modalidades de telemedicina e suas possibilidades de auxílio no cuidado da criança e do adolescente.
- Aprender sobre as possíveis barreiras.
- Escolher a modalidade mais adequada para cada situação.

INTRODUÇÃO

Há quatro tipos principais de modalidades que podem ser incluídas na prática clínica do pediatra:

1. Tempo real.
2. Dados armazenados (*store and forward*).
3. Telemonitoramento.
4. Saúde móvel (mHealth).

Cada uma dessas modalidades pode ser aplicada diretamente ao paciente ou entre profissionais de saúde dos mais diversos níveis de assistência.

TELEMEDICINA EM TEMPO REAL

Nessa modalidade os dados são transmitidos ao vivo. Pode ser por videoconferência, ligação por voz ou mesmo mensagens de texto. Essa é uma forma conveniente e fácil de telemedicina, mas requer internet de alta velocidade, conectividade constante e investimento em *hardware* apropriado.

Requisitos básicos para a videoconferência

Para uma teleconsulta adequada, o profissional de saúde deve dispor de um computador, *tablet* ou *smartphone* com câmera e microfone.

> **Importante na telemedicina em tempo real**
>
> Quando se usa o computador, às vezes pode ser difícil ter o prontuário e a plataforma de videoconferência abertos ao mesmo tempo, sendo útil para tanto uma configuração com duas telas.
>
> Se é o *smartphone* que está em uso, além da dificuldade de acesso ao prontuário ao mesmo tempo em que se realiza a videoconsulta, pode-se precisar de um suporte adicional para segurar o telefone e mantê-lo carregado.

É essencial uma internet de banda larga para garantir a transmissão de áudio e vídeo com qualidade. A maior parte dos aplicativos de videoconferência (p. ex., Skype, Zoom, Google Meet) requer ao menos uma velocidade de 10 Mbps. Considerando a velocidade da internet móvel, é essencial uma boa conexão 4G, cuja média da velocidade no Brasil varia entre 10 e 23 Mbps, a depender da operadora.

Aplicação nos diferentes cenários pediátricos

Pronto-socorro

No serviço de emergência pediátrica a telemedicina tem sido aplicada tanto para atendimento direto ao paciente quanto para a interconsulta com especialistas. A avaliação direta da criança e do adolescente por vídeo é uma importante aliada e pode funcionar como triagem para uma avaliação inicial do paciente, direcionando o cuidado adequado.

Diversos prontos atendimentos já contam com especialistas pediátricos, como neurologistas, cardiologistas e ortopedistas a distância, prestando apoio ao médico da ponta por videoconferência e otimizando, assim, o cuidado ao paciente e sua família.

Ambulatório, consultório e atenção primária

No atendimento à atenção primária à saúde da criança e do adolescente, a telemedicina facilita o acesso a profissionais que não estão disponíveis localmente. Os provedores podem discutir casos de pacientes, independentemente da localização e sem a necessidade de deslocamento. Especialistas podem avaliar pacientes em locais remotos quando a distância é uma barreira, como é o caso de pacientes que vivem em áreas rurais e urbanas carentes.

A telemedicina pode ser uma importante aliada no seguimento de pacientes com doenças crônicas e complexas, diminuindo a procura ao serviço de saúde para queixas simples em que o atendimento presencial não é essencial.

Educação em saúde

A videoconferência permite a realização de programas de educação continuada para profissionais de saúde com participantes de várias localidades, tanto em tempo real como de forma assíncrona. Há também a possibilidade de produzir materiais destinados aos pacientes, que podem usar essas tecnologias para aprender sobre sua própria doença ou receber outras informações importantes sobre saúde.

TELEMEDICINA POR DADOS ARMAZENADOS (*STORE AND FORWARD*)

Consiste na modalidade com transmissão eletrônica de informações médicas, como exames de imagens, fotos de lesões, documentos e vídeos pré-gravados. Os dados são destinados a um profissional, geralmente especialista, que usa as informações para avaliar o caso ou auxiliar no diagnóstico, fora de uma interação em tempo real ou ao vivo.

Em comparação com a modalidade em tempo real, os serviços de armazenamento e encaminhamento fornecem acesso aos dados após a coleta e envolvem ferramentas de comunicação mais seguras, como *e-mail* ou rede criptografados. Esses dados podem incluir radiografias, ressonâncias magnéticas, fotos, dados de pacientes e até mesmo clipes de exames de vídeo.

A comunicação ocorre principalmente entre profissionais médicos, para auxiliar em diagnósticos e consultas médicas quando o vídeo ao vivo ou o contato pessoal não é necessário. Como essas consultas não exigem a disponibilidade simultânea, elimina-se a necessidade de coordenação de horários e aumenta-se a eficiência dos serviços de saúde.

> A telemedicina por dados armazenados fornece benefícios importantes para pacientes, famílias e provedores. Alguns desses benefícios incluem:
>
> - Os pacientes podem obter atendimento especializado em tempo hábil sem precisar se deslocar além da localização de seu atendimento primário.
> - Os tempos de espera para atendimento especializado são reduzidos, especialmente em áreas com escassez de médicos especialistas.
> - Prestadores de cuidados primários e médicos especialistas podem rever os casos dos pacientes, independentemente de suas respectivas localizações.
> - Os especialistas podem revisar os casos dos pacientes quando for conveniente para eles.

Essa modalidade é mais comumente associada ao uso em radiologia e dermatologia. Na radiologia, os médicos de atendimento primário ou secundário podem encaminhar radiografias, tomografias ou ressonâncias magnéticas a especialistas nos principais centros médicos para revisão e diagnóstico. Na dermatologia, os prestadores de cuidados primários podem tirar fotos digitais das condições da pele de seus pacientes e encaminhar as imagens aos dermatologistas para revisão e determinação do tratamento, se necessário.

Entretanto, há um vasto campo de uso na pediatria, como interconsulta e discussão de casos com especialistas a partir dos dados do prontuário, além da possibilidade de transmissão de dados diretos do exame físico do paciente com aparelhos médicos próprios para telemedicina, por exemplo, estetoscópios que gravam a ausculta e permitem compartilhamento e otoscópios com câmeras acopladas para a gravação da otoscopia.

Outros exemplos de uso comum incluem a troca de mensagens por *e-mail* ou Whats-App entre paciente e médico ou entre profissionais de saúde, em que diversas dúvidas são solucionadas, evitando o atendimento presencial. No entanto, há polêmica sobre esse uso, principalmente por questões de segurança e privacidade. O Conselho Federal de Medicina (CFM), por meio do Parecer n. 14/2017, determinou: "É permitido o uso do WhatsApp e plataformas similares para comunicação entre médicos e seus pacientes, bem como entre médicos e médicos, em caráter privativo, para enviar dados ou tirar dúvidas, bem como em grupos fechados de especialistas ou do corpo clínico de uma instituição ou cátedra, com a ressalva de que todas as informações passadas têm absoluto caráter confidencial e não podem extrapolar os limites do próprio grupo, nem podem circular em grupos recreativos, mesmo que composto apenas por médicos".

TELEMONITORAMENTO

No telemonitoramento, uma ampla gama de dados de saúde pode ser coletada, como sinais vitais, peso, pressão arterial, glicemia capilar, saturação de oxigênio, frequência cardíaca e eletrocardiogramas. Há tanto a possibilidade da obtenção dos dados direto com o paciente, pelo uso de aparelhos domiciliares, como da coleta de dados na unidade de atendimento primário próxima de sua residência.

Essa modalidade permite o acompanhamento integral do paciente, rastreando os dados de saúde mesmo após a alta ou a consulta, o que reduz as taxas de readmissão. No âmbito do paciente com doenças complexas, pode servir para diminuir o número de hospitalizações, reinternações e tempo de permanência hospitalar, impactando a qualidade de vida e a contenção de custos.

Os programas de monitoramento remoto em terapia intensiva permitem *backup*, supervisão e suporte 24 horas para a equipe médica de hospitais com menos recursos, por meio de uma combinação de vídeo em tempo real e transmissão de dados objetivos associados ao monitor, proporcionando troca de conhecimentos entre equipes e o treinamento e a capacitação de equipes multiprofissionais. Aplicada aos pacientes críticos, a telemedicina reduz o tempo de permanência na unidade de terapia intensiva (UTI), aumentando a disponibilidade de leitos, e reduz a mortalidade hospitalar.

SAÚDE MÓVEL (MHEALTH)

A mHealth, ou saúde móvel, é a modalidade mais inovadora de telemedicina e tem sido amplamente adotada em muitos países do mundo. Dados dos EUA indicam que um terço dos usuários de *smartphones* americanos baixaram aplicativos relacionados à saúde e condicionamento físico em seus aparelhos. Os aplicativos mHealth estão disponíveis em dispositivos móveis (*smartphones, tablets* ou *phablets*), que podem ser usados tanto por pacientes quanto por seus profissionais de saúde, voltados à promoção de saúde ou até à melhora na adesão a medicamentos.

Existem atualmente mais de 100 mil aplicativos relacionados à saúde no mercado de aplicativos para celular, e, de acordo com a Organização Mundial da Saúde (OMS), 112 países relataram a existência de pelo menos uma iniciativa mHealth.

Como os *smartphones* já estão sendo usados por muitos, as mais recentes inovações tecnológicas podem melhorar o acesso aos cuidados de saúde, ao mesmo tempo que diminuem os custos, introduzindo práticas médicas baseadas em evidências e facilitando o acesso a informações médicas. O setor de saúde deve aproveitar essas vantagens criando aplicativos mHealth para melhorar o atendimento ao paciente, conforme mencionado no relatório de 2011 da OMS.

Os *smartphones* processam dados e têm uma conectividade melhor do que os sistemas de telemedicina do passado. São baratos, têm áudio e vídeo embutidos, são flexíveis para permitir o acesso à telemedicina em tempo real ou armazenamento, bem como podem estar acessíveis a qualquer momento e em qualquer lugar. Quando associados a relógios inteligentes ou a sensores já embutidos no próprio celular, permitem que um único dispositivo seja uma solução completa de telessaúde para uma variedade de problemas diferentes. Muitos aplicativos podem informar diretamente o paciente sobre seu estado de saúde e fornecer dados como frequência cardíaca, qualidade do sono, atividade física, saturação de oxigênio, eletrocardiograma, alerta de horário para medicação (melhorar a adesão ao tratamento), entre outros usos.

Alguns aplicativos, principalmente voltados para pediatria, também funcionam como uma caderneta digital da saúde, com dados sobre medicações de uso contínuo, histórico de saúde, curvas de crescimento, marcos do desenvolvimento, carteira de vacinação.

O Quadro 1 inclui as possibilidades do uso das quatro modalidades de telemedicina, e que podem ser incluídas na prática clínica do pediatra. Outro método de clas-

QUADRO 1 Modalidades de telemedicina que podem ser incluídas na prática clínica pediátrica

	Tempo real	Dados armazenados	Telemonitoramento	mHealth
Paciente em casa	Pronto-socorro digital, teleconsulta.	▪ Avaliação de lesões de pele. ▪ Dúvidas enviadas por *e-mail*/ WhatsApp.	▪ Monitoramento de dados de *home care*, controle de glicemia. ▪ Seguimento do paciente após a alta.	▪ Aplicativos de monitoramento de saúde, atividade física, contagem de calorias, sono. ▪ Adesão ao tratamento. ▪ Caderneta de saúde digital.
Paciente na escola/locais remotos (com auxílio de profissional de saúde alocado na escola)	▪ Videoconferência com profissional médico a distância para consultas de urgência. ▪ Teleconsulta com especialistas.	▪ Acesso a sinais vitais obtidos localmente. ▪ Otoscopia por meio de câmeras. ▪ Transmissão de áudio de ausculta cardíaca ou pulmonar.		
Paciente no consultório médico	Videoconferência com especialista auxiliando exame físico presencial específico (p. ex., neurologista, ortopedista).	Discussão de casos entre médicos e profissionais de saúde de diferentes especialidades e subespecialidades.		
Paciente no hospital	Avaliação em tempo real por especialista a distância.	▪ Auxílio no diagnóstico por imagem (radiografia, tomografia, ressonância magnética). ▪ Discussão de eletrocardiograma por cardiologista. ▪ Discussão de casos com especialidades.	▪ Monitoramento de dados de paciente crítico em UTI. ▪ Eletroencefalograma contínuo com monitoramento a distância.	

mHealth: saúde móvel; UTI: unidade de terapia intensiva.
Fonte: elaboração dos autores.

sificação de telessaúde consiste em definir os participantes e a direção do fluxo de informações (Quadro 2).

CONCLUSÃO

A telemedicina pode auxiliar no cuidado da criança e do adolescente, e pode ser aplicada em quatro principais modalidades:

1. Tempo real: teleconsulta direta médico-paciente, médico-médico ou médico-profissional de saúde. Útil para avaliação e discussão de casos de urgência e seguimento de pacientes ambulatoriais. Necessita de coordenação de horários entre os participantes.
2. Dados armazenados: realizada de forma assíncrona mediante dados transmitidos, como fotos, exames de imagens, áudios, vídeos, informações de prontuários. Pode ser realizada tanto entre médico e paciente como entre profissionais de saúde. Não demanda coordenação de horários entre os participantes, e é útil para discussão de casos e apoio diagnóstico. Permite rever o caso quando necessário.

QUADRO 2 Tipos de participantes e fluxo de informações em telessaúde

Participantes	Fluxo de informações
Paciente e profissionais de saúde	Telefonemas, *e-mails*, mensagens e videoconferência são formas de contato direto entre o paciente e o profissional de saúde. Há possibilidade de seguimento e avaliação a distância, incluindo prescrição de medicamentos. Ferramentas comerciais como Zoom, Google Meet, Skype e uma variedade de aplicativos destinados especialmente para uso da telemedicina tornaram esse fluxo muito diversificado.
Profissionais de saúde de diferentes níveis	Se os pacientes forem considerados nível 0, a prestação de cuidados de saúde é classificada em cuidados primários (nível 1), secundário (especialista, nível 2) ou terciário (superespecialista, nível 3), com custos crescentes a cada aumento de nível. Nesse fluxo, interações ocorrem entre os níveis de assistência no apoio diagnóstico e no manejo clínico. O fluxo de informações é mais focado e mais bem dirigido em comparação com o fluxo anterior. Uma anamnese completa pode ser fornecida, e também um exame físico mais detalhado.
Profissionais de saúde do mesmo nível	Reuniões clínicas, *webinars*. A maioria das conferências hoje em dia funciona *online* ou de maneira híbrida, com possibilidade de acompanhamento remoto. Muitas vezes alguém pode ser confrontado com um caso atípico ou precisa de ajuda para uma complicação de um colega experiente. Fóruns de discussão *online* e grupos de WhatsApp, Telegram e outras plataformas móveis são cada vez mais comuns.
Saúde privada ou suplementar	A telemedicina se mostra como facilitadora de processos com grande custo-efetividade. Ela pode ser útil em processos como coordenação de vagas de internação entre hospitais, discussão de casos, centralização de serviços de diagnóstico e especializados, otimização de transporte entre hospitais etc.
Saúde pública	Coleta e análise de dados; discussões dentro da equipe de gestão em saúde; reuniões *online*; avaliação da necessidade de apoio em situações de emergência; gestão de estoques para garantir o fluxo de insumos essenciais etc.
Home care	O paciente fica em casa com monitoramento com ou sem envolvimento de profissional médico. Cada vez mais utilizado no atendimento a pacientes com doenças complexas, diminuindo internação e tempo fora de casa.

Fonte: elaboração dos autores.

3. Telemonitoramento: monitoramento a distância de dados de saúde do paciente. Seu uso pode ocorrer em UTI ou mesmo no seguimento de pacientes crônicos ou após a alta.
4. mHealth: aplicativos em saúde desenvolvidos para *smartphones*.

SUGESTÕES DE LEITURA

1. Burke BL Jr, Hall RW; Section on Telehealth Care. Telemedicine: pediatric applications. Pediatrics. 2015;136(1):e293-308.
2. Buvik A, Bergmo TS, Bugge E, et al. Cost-effectiveness of telemedicine in remote orthopedic consultations: randomized controlled trial. J Med Internet Res. 2019;19;21(2):e11330.
3. Chandler AL, Beavers JC, Hall RW. Telemedicine in pediatrics: possibilities and pitfalls. Pediatr Rev. 2020;41(7):376-8.
4. Conselho Federal de Medicina (CFM). Processo--Consulta CFM n. 50/2016 – Parecer CFM n. 14/2017. Disponível em: https://sistemas.cfm.org.br/normas/visualizar/pareceres/BR/2017/14. Acesso em: 10 jun. 2023.
5. Furlan AD, Zhao J, Voth J, et al. Evaluation of an innovative tele-education intervention in chronic pain management for primary care clinicians practicing in underserved areas. J Telemed Telecare. 2019;25(8):484-92.
6. Gogia S. Rationale, history, and basics of telehealth. In: Fundamentals of telemedicine and telehealth. Academic Press. 2020;11-34.
7. Gusdorf RE, Shah KP, Triana AJ, et al. A patient education intervention improved rates of successful video visits during rapid implementation of telehealth. J Telemed Telecare. 2021:1357633X211008786.
8. Kim JW, Friedman J, Clark S, et al. Implementation of a pediatric emergency telemedicine program. Pediatr Emerg Care. 2020;36(2):e104-e107.
9. Lupton D. Apps as artefacts: towards a critical perspective on mobile health and medical apps. Societies. 2014; 4(4):606-22.
10. Macedo BR, Garcia MVF, Garcia ML, et al. Implementation of tele-ICU during the Covid-19 pandemic. J Bras Pneumol. 2021;47(2):e20200545.
11. Mosquera RA, Avritscher EBC, Pedroza C, et al. Telemedicine for children with medical complexity: a randomized clinical trial. Pediatrics. 2021;148(3):e2021050400.
12. Open Signal. Brazil. Mobile Network Experience Report. July 2021. Disponível em: https://www.opensignal.com/reports/2021/07/brazil/mobile-network-experience. Acesso em: 10 jun. 2023.
13. San Francisco State University. Academic Technology. Academic technology is here to help. Disponível em: https://at.sfsu.edu/. Acesso em: 10 jun. 2023.
14. Stanford Medicine. Pediatric telehealth: getting started. Telemedicine basics. 2023. Disponível em: https://med.stanford.edu/pediatric-telehealth/GettingStarted.html. Acesso em: 10 jun. 2023.
15. Vo V, Auroy L, Sarradon-Eck A. Patients' Perceptions of mHealth apps: meta-ethnographic review of qualitative studies. JMIR Mhealth Uhealth. 2019;7(7):e13817.
16. World Health Organization (WHO). WHO Global Observatory for eHealth (2011). mHealth: new horizons for health through mobile technologies: second global survey on eHealth. Disponível em: https://apps.who.int/iris/handle/10665/44607. Acesso em: 20 jun. 2023.
17. Wu TC, Parker SA, Jagolino A, et al. Telemedicine can replace the neurologist on a mobile stroke unit. Stroke. 2017;48(2):493-6.
18. Zapata BC, Fernández-Alemán JL, Idri A, Toval A. Empirical studies on usability of mHealth apps: a systematic literature review. J Med Syst. 2015;39(2):1.

PARA SABER MAIS

- AMA Telehealth Quick Guide. Disponível em: https://www.ama-assn.org/practice-management/digital/ama-telehealth- quick-guide. Acesso em: 10 jun. 2023.
- Pediatric Telehealth – Stanford Medicine. Disponível em: https://med.stanford.edu/pediatric-telehealth/GettingStarted.html. Acesso em: 10 jun. 2023.
- American Academy of Pediatrics (AAP). Practice management. Disponível em: https://www.aap.org/en/practice-management/. Acesso em: 10 jun. 2023.

6

História clínica e exame físico por sistemas na teleconsulta do recém-nascido ao adolescente

Anarella Penha Meirelles de Andrade
Rafael da Silva Giannasi Severini

PONTOS-CHAVE DESTE CAPÍTULO

- Identificar os dados clínicos importantes para uma teleconsulta pediátrica.
- Reconhecer a importância de documentar detalhadamente a anamnese e o exame físico do recém-nascido ao adolescente.

INTRODUÇÃO

A teleconsulta é uma forma de atendimento acessível e prática, que tem como facilitadores a comodidade de o paciente estar em seu ambiente, sem exposição e contato com outras doenças transmissíveis e no horário ou período mais conveniente. Porém a mediação por tecnologia traz algumas dificuldades no que se refere ao preconceito com a técnica, à propedêutica clínica e ao distanciamento do profissional.

HISTÓRIA CLÍNICA

O uso adequado das habilidades de comunicação é imprescindível para o sucesso da teleconsulta. Portanto, a empatia é necessária, além do treinamento desses profissionais em relação ao falar, ouvir, ver e saber escutar. É fundamental que o profissional demonstre interesse, concentração e respeito ao paciente, apresente-se em ambiente tranquilo e não se distraia ou tente realizar várias tarefas ao mesmo tempo.

A escuta do paciente ou responsável permite, além da aquisição dos dados de história clínica, avaliação do ambiente do paciente, seu comportamento e interação com o meio em que vive ou está, utilizando-se assim, também, da comunicação não verbal.

A história clínica completa é componente fundamental para diagnóstico e tratamento dos pacientes. Deve ser direcionada para a queixa do paciente e documentada detalhadamente após a consulta. A obtenção da história clínica deve ser feita de forma centrada no paciente, assim como em uma consulta presencial (Quadro 1).

QUADRO 1 Tipos de perguntas na história clínica da teleconsulta pediátrica

Tipo de pergunta	Exemplos
Perguntas abertas	Qual o motivo da consulta? O que está acontecendo?
Perguntas fechadas	Teve febre? Usa alguma medicação de uso contínuo?
Perguntas facilitadoras	A dor é em pontada ou queimação? Os sintomas pioram com barulho e luz?

Fonte: adaptação de Schmitz et al.

Dados como queixa e duração, história pregressa da moléstia atual, interrogatório sobre diversos aparelhos, antecedentes pessoais, antecedentes familiares, histórico vacinal, alergias, medicamentos em uso e hábitos diários (alimentação, sono, atividades etc.), marcos do desenvolvimento, condições de gestação, nascimento e parto devem estar documentados de acordo com o escopo da consulta. Para consultas de urgências e emergências, direcionar sempre para a queixa que levou o paciente a procurar atendimento. Para consultas ambulatoriais, levar em consideração os demais critérios importantes para seguimento clínico.

A teleconsulta pode e deve ser interrompida ou convertida para presencial em qualquer momento da anamnese ou exame físico em que se observem situações de risco para o paciente, devendo ser informados claramente os motivos e a necessidade de encaminhamento.

EXAME FÍSICO

O exame físico pode ser realizado em várias etapas ou momentos, mas um olhar atento permite a observação desses dados ao longo de toda a consulta. Muitas informações podem ser obtidas pela demonstração do examinador sobre os pontos a serem avaliados. O uso de fotos ou vídeos realizados pelos próprios pacientes e anexados à consulta pode auxiliar muito no diagnóstico clínico (Quadro 2).

QUADRO 2 Aspectos do exame físico na teleconsulta

1. Impressão geral
2. Sinais vitais
3. Pele
4. Cabeça, olhos, orelhas, nariz e garganta
5. Pescoço
6. Pulmões
7. Cardiovascular
8. Abdome e geniturinário
9. Extremidades e locomotor
10. Neurológico

Fonte: elaboração dos autores.

A seguir será detalhado cada aspecto do exame físico virtual por teleconsulta.

IMPRESSÃO GERAL

A ectoscopia (impressão geral) consiste em avaliar o paciente durante toda a consulta. É importante definir se o paciente tem condições para prosseguir com o atendimento remoto ou se há necessidade de conversão da consulta para o modelo tradicional desde o início da consulta (modelo "*Sick or not sick*") (Quadro 3).

SINAIS VITAIS

A avaliação dos sinais vitais pode ser auxiliada por aparelhos domésticos como oxímetros, termômetros, manguitos, balanças, aplicativos de *smartphones* e *smartwatches*. Se possível, solicite que o paciente ou responsável realize as aferições durante a

QUADRO 3 Impressão geral do paciente na teleconsulta pediátrica

Parâmetros da impressão geral
▪ Estado geral.
▪ Palidez cutânea.
▪ Sinais de desidratação.
▪ Cianose.
▪ Padrão respiratório em repouso.
▪ Fácies de dor ou desconforto.
▪ Comportamento e fala.

Fonte: elaboração dos autores.

consulta para registro dos dados simultâneos. Na ausência desses dispositivos, alguns dados podem ser obtidos com perguntas diretas (Quadros 4 e 5).

QUADRO 4 Sinais vitais por aparelhos domésticos e aplicativos na telemedicina

Parâmetros por aparelhos
▪ Temperatura.
▪ Saturação.
▪ Frequência respiratória.
▪ Tempo de enchimento capilar.
▪ Peso (necessário para o cálculo das medicações)

Fonte: elaboração dos autores.

QUADRO 5 Sinais vitais por perguntas em telemedicina

Parâmetros por perguntas
▪ A pele está fria ou quente?
▪ O coração está acelerado?
▪ A respiração está ofegante?

Fonte: elaboração dos autores.

PELE

Idealmente, o exame de pele deve ser realizado sem roupa, e é recomendado o consentimento para isso. Também pode ser sugerido que essa avaliação seja feita pelo responsável e, se encontrar alguma lesão, direcionar a câmera para ela.

Recomenda-se exame descritivo das características das lesões, localização e tamanho. Palpar as lesões pode ser uma ferramenta auxiliar para sua descrição (áspera, elevada, endurecida etc.).

Em situações com conexão ou qualidade da imagem ruins, podem-se acessar as lesões por fotos e, na impossibilidade, direcionar o paciente para atendimento presencial.

CABEÇA, OLHOS, ORELHAS, NARIZ E GARGANTA

- Avaliar assimetrias, malformações, lesões, coloração da pele e mucosas (oral, nasal e conjuntival), presença de coriza, obstrução nasal, secreção nasal.
- A avaliação ocular pode ser feita de forma estática ou dinâmica. Dados como hiperemia, secreção, edema e hordéolos podem ser facilmente descritos. Observar movimentos atípicos, motricidade e mobilidade ocular (sem mexer a cabeça, olhar para o teto, para o nariz, para os lados). Se necessária avaliação de resposta pupilar, orientar direcionamento de luz de lanterna, por exemplo.
- Queixas otológicas em sua maioria devem ser encaminhadas ao atendimento presencial para realização de otoscopia. Observar assimetrias, abaulamentos (principalmente retroauriculares), saída de secreção ou sangue pelo conduto auditivo.
- A oroscopia deve ser realizada de forma espontânea, observando-se dentes e seu estado de conservação, lesões em mucosa, língua, palato e amígdalas. Uma técnica auxiliar é pedir para a criança abrir a boca e falar "AAAA" ou "ÉÉÉÉ" ou tossir com a boca aberta, o que eleva o palato e melhora o campo de visão. Observar exsudato, petéquias, *caseum*, assimetrias, desvio de úvula. Em crianças

pequenas os responsáveis podem auxiliar com um abaixador de língua, porém isso pode estimular reflexo nauseoso ou machucar a criança.

PESCOÇO

- Inspeção cervical: massas, turgência de vasos, linfonodomegalias.
- Palpação cervical.
- Mobilização cervical lateral e anteroposterior: observar dor, limitações.

PULMÕES

- Contagem de frequência respiratória: em crianças é possível solicitar que os acompanhantes coloquem a mão sobre o tórax e o examinador conte o número de incursões por um período de 30 segundos.
- Observação do padrão respiratório: esforço ou tiragens, uso de musculatura acessória, presença de ruídos audíveis (estridor ou chiado).
- Descrição do tipo de tosse: seca, ladrante, produtiva.
- Avaliação do fôlego: inspiração profunda e contar até 10.

CARDIOVASCULAR

- Palpação de pulsos guiada. Observar se é regular.
- Tempo de enchimento capilar.
- Localização de dor torácica.
- Avaliação de edema de membros inferiores.

ABDOME E GENITURINÁRIO

- Observar distensão, aumento de volume, tensão, cicatrizes ou dor à palpação.
- Exame guiado pode ser realizado com o paciente deitado, e direcionando a localização da palpação por meio de figuras ou orientação verbal (debaixo da costela, no umbigo, próximo à virilha etc.). A identificação de fácies de dor ou defesa abdominal não tem acurácia nem validade até o momento, mas direciona esse atendimento para a avaliação presencial.
- A avaliação geniturinária pode causar desconforto aos pais e ao paciente, devendo ser realizada apenas com consentimento. Em adolescentes deve ser indicado exame presencial.

EXTREMIDADES E LOCOMOTOR

- Avaliação de edemas, temperatura, sensibilidade, lesões e mobilidade/marcha.
- Realização de movimentos passivos de extensão e flexão.
- Observar limitações de movimentos.

NEUROLÓGICO

Observar nível de consciência, estado de alerta, orientação, fala e comportamento. É possível identificar sinais de distúrbios de humor como ansiedade, agitação, preocupação demasiada, inquietação ou ainda sentimentos depressivos como menos-valia ou choro intenso.

Na suspeita de meningite, a avaliação de rigidez de nuca pode ser guiada.

Em situações de risco para o paciente, ou ideação suicida, encaminhar para atendimento presencial e, se possível, garantir que o paciente esteja acompanhado de um responsável ou familiar.

QUADRO 6 Dez passos para o exame físico virtual

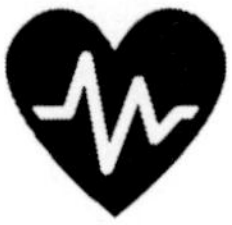	1. Sinais vitais Peso, altura, temperatura, pressão arterial, saturação, frequência cardíaca. ▪ Realizar a depender da disponibilidade de dispositivo adequado com o paciente. ▪ Lembrar dos *smartwatches* como recurso.
	2. Cabeça, olhos, ouvidos, nariz e garganta Crânio: perímetro cefálico, deformidades, dor à palpação, crepitações. Olhos: avaliar conjuntiva, infecção local, dor local, acuidade visual, motricidade ocular. Nariz: avaliação olfativa (pedir para sentir cheiros diferentes, como café), secreção nasal. Garganta: oroscopia (paciente de frente para luz natural ou artificial). Pedir para o paciente engolir e questionar sobre dor. Ouvidos: avaliar audição e pavilhão auricular externo.
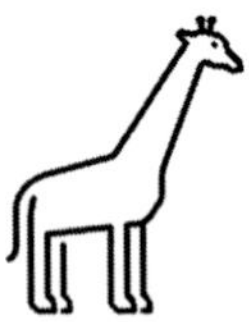	3. Região cervical Orientar a palpação de cadeias cervicais em busca de massas/linfonodos. Avaliar a presença de turgência jugular. Avaliar a mobilidade e a rotação cervical.
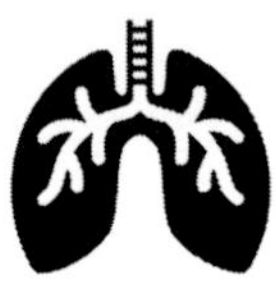	4. Pulmão Frequência respiratória: pedir para o paciente ficar sem camiseta e colocar a mão no tórax, se possível. Contar por ao menos 30 segundos. Musculatura acessória: inspiração e expiração profundas em busca de ruídos.
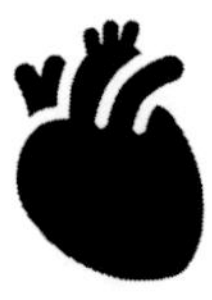	5. Cardiocirculatório Perfusão/tempo de enchimento capilar: demonstrar na tela como o paciente pode realizar. Frequência cardíaca: usar oxímetros ou *smartwatches*, caso disponíveis. Como alternativa, pedir para o paciente palpar o pulso radial, cronometrar 20 segundos e questionar quanto ele contou durante o período. Multiplicar por 3.
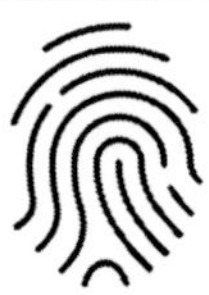	6. Pele Checar lesões, *rash*, edemas. Temperatura.
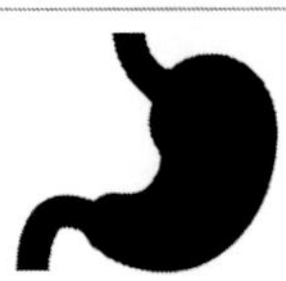	7. Abdome Pedir para o paciente deitar e o acompanhante/responsável deve palpar um quadrante por vez. Demonstrar manobras para descompressão brusca.

(continua)

QUADRO 6 Dez passos para o exame físico virtual (*continuação*)

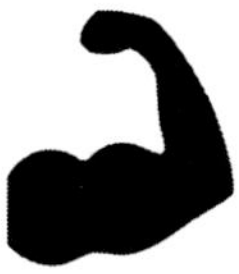	8. Extremidades Avaliar dor e edema articular, edema pré-tibial. Em caso de trauma, pedir para palpar o local acometido e avaliar a dor.
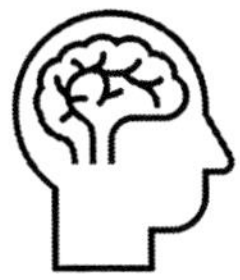	9. Neurológico Pedir para a criança andar na sala, pegar um brinquedo, pular, levantar-se e realizar manobras semelhantes ao exame presencial. É possível verificar estado de alerta, marcha, movimentos assimétricos ao alcançar um brinquedo ou chutar os pés, dedo-nariz-dedo, pares cranianos, motor grosso/sensorial.
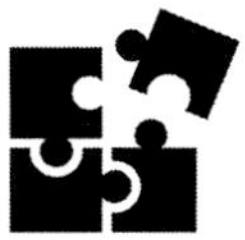	10. Comportamento e ambiente Sem diferenças quanto ao atendimento presencial. Observar a relação da criança com seus familiares e o ambiente em que está inserida.

Fonte: adaptação de Benziger (2021).

PASSO A PASSO DO EXAME FÍSICO VIRTUAL

O Quadro 6 exemplifica algumas possibilidades práticas no exame físico virtual. É importante ressaltar que nem sempre será possível ou necessário o exame com todos os itens descritos, devendo-se individualizar para cada paciente e objetivo de consulta.

CONCLUSÃO

Inúmeros estudos têm sido publicados no sentido de direcionar e orientar dados pertinentes à nova modalidade de teleconsulta. Reforça-se a importância da correta identificação do paciente, anamnese bem detalhada, registro adequado em prontuário dos dados de história clínica e exame físico, inclusive de observações subjetivas ou impressões, além da segurança e privacidade do paciente.

Futuramente a teleconsulta poderá fornecer mais dados clínicos, associados ao desenvolvimento e à acessibilidade a novas tecnologias, por exemplo, o TytoHome®, um dispositivo que consiste em um módulo central, com termômetro e câmera de alta resolução, acoplado a três acessórios: depressor de língua, estetoscópio e otoscópio. O uso é monitorado e orientado pelo médico a distância, e permite maior acurácia no exame físico, mas ainda é pouco acessível no Brasil.

SUGESTÕES DE LEITURA

1. Associação Brasileira de Empresas de Telemedicina e Saúde Digital (Saúde Digital Brasil). Manual de boas práticas de telemedicina e telessaúde. Santos MJLS et al. (coords.). São Paulo: Saúde Digital Brasil; 2022. E-book. Disponível em: https://proradis.com.br/wp-content/uploads/2022/09/Manual-de-Boas-Praticas-de-Telemedicina-e-Telessaude.pdf. Acesso em: 19 jun. 2023.
2. Benziger CP, Huffman MD, Sweis RN, Stone NJ. The telehealth ten: a guide for a patient-assisted virtual physical examination. Am J Med. 2021;134(1):48-51.
3. Laskowski ER, Johnson SE, Shelerud RA, et al. The telemedicine musculoskeletal examination. Mayo Clin Proc. 2020;95(8):1715-31.
4. Nachum S, Stern ME, Greenwald PW, Sharma R. Use of physician-guided patient self-examination to diagnose

appendicitis: a telemedicine case report. Telemed J E Health. 2019; 25(8):769-71.

5. Rademacher NJ, Cole G, Psoter KJ, et al. Use of telemedicine to screen patients in the emergency department: matched cohort study evaluating efficiency and patient safety of telemedicine. JMIR Med Inform. 2019;7(2):e11233.
6. Schmitz CAA, Gonçalves MR, Umpierre RN, et al. Consulta remota: fundamentos e prática. Porto Alegre: Artmed; 2020.
7. Yao P, Adam M, Clark S, et al. A scoping review of the unassisted physical exam conducted over synchronous audio-video telemedicine. Syst Rev. 2022;11(1):219.

PARA SABER MAIS

- AMA Telehealth Quick Guide. Updated May 10 2023. Disponível em: https://www.ama-assn.org/practice-management/digital/ama-telehealth-quick-guide. Acesso em: 19 jun. 2023.
- Pediatric Telehealth – Stanford Medicine. Disponível em: https://med.stanford.edu/pediatric-telehealth/GettingStarted.html. Acesso em: 19 jun. 2023.
- Reunião Clínica Instituto da Criança e do Adolescente HCFMUSP – 27/10/2021 – Telemedicina na Emergência Pediátrica. Rafael da Silva Giannasi Severini e Anarella Penha Meirelles de Andrade. Disponível em: https://www.youtube.com/watch?v=QCuSpnsbJdo. Acesso em: 19 jun. 2023.

7

Pronto-socorro digital

Danilo Yamamoto Nanbu
Thomaz Bittencourt Couto

PONTOS-CHAVE DESTE CAPÍTULO

- Discutir as origens da telemedicina dentro da urgência.
- Compreender o aumento de seu uso durante a pandemia de Covid-19.
- Analisar o uso da telemedicina de urgência no atendimento pré-hospitalar.
- Compreender a relevância das discussões com especialistas em pronto-socorro.
- Avaliar a relevância da teletriagem.
- Discutir a importância da teleconsulta de urgência diretamente ao paciente.
- Avaliar os desafios do pronto-socorro digital em pediatria.

INTRODUÇÃO

O telefone foi inventado por Alexander Graham Bell em 1876. Ao fazer o primeiro telefonema da história, Graham Bell acidentalmente derramou ácido sulfúrico em seu colo, proveniente da bateria do transmissor do telefone. O famoso pedido "Sr. Watson, venha aqui, eu preciso do senhor" foi proferido, entrando para a história não só como a primeira frase transmitida pelo telefone mas também o primeiro uso desse dispositivo para assistência médica de urgência.

O primeiro uso de telemedicina em tempo real relatado foi publicado pela revista *Lancet* em novembro de 1876, e foi também para uma consulta de urgência, mas desta vez com um paciente pediátrico. O autor descreve uma "mãe ansiosa" que achava que seu bebê tinha um caso de crupe e telefonou para o médico da família na madrugada. O médico então pediu para ouvir a tosse do bebê pelo telefone, o que a mãe providenciou prontamente. Notando que não se tratava de uma tosse ladrante, o médico acalmou a família, evitou a necessidade de uma consulta na madrugada e todos voltaram ao seu sono.

E assim, historicamente, a pediatria foi se desenvolvendo juntamente com os meios de comunicação, com vários casos semelhantes a esses, porém sob novas tecnologias. Com o advento do *pager* (ou *bip*), o pediatra passou a estar sempre acessível, depois com o celular e seus SMS, os *smartphones* e aplicativos de mensagens etc., sempre moldando nossa prática às tecnologias disponíveis.

A maior parte dos telefonemas ao pediatra tem como objetivo buscar orientação médica para avaliar a gravidade da condição de saúde do filho, e determinar se é necessário procurar atendimento médico imediato ou aguardar. Nesse sentido, nunca tivemos tantas condições tecnológicas de fazer esse tipo de avaliação por meio da telemedicina. Hoje temos regulamentações em saúde digital para embasar tais consultas de urgência, conforme discutido no primeiro capítulo desta obra.

As consultas de urgência por telemedicina cresceram muito com a pandemia de Covid-19, sendo recomendado no auge da pandemia, tanto pela Academia Americana de Pediatria (AAP) como pelo Centers for Disease Control and Prevention (CDC), dar preferência aos atendimentos de teleconsulta ao invés dos presenciais, para reduzir a exposição das crianças ao vírus.

O pronto-socorro digital, por meio da telemedicina, apresenta oportunidades únicas para aprimorar a assistência a crianças e adolescentes em emergências, assim como respaldar o pediatra em sua prática. Este capítulo aborda as principais aplicações na urgência, discutindo também particularidades da telemedicina nas consultas de urgência.

ATENDIMENTO DA TELECONSULTA PRÉ-HOSPITALAR NA URGÊNCIA

A parada cardiorrespiratória (PCR) é o extremo da emergência, e a telemedicina exerce papel fundamental. Em um cenário de PCR extra-hospitalar, a American Heart Association (AHA) recomenda o rápido acionamento do serviço móvel de urgência, como segundo elo da cadeia de sobrevivência, para aumentar a probabilidade de desfechos favoráveis ao paciente (Figura 1).

No Brasil, o Samu (Serviço de Atendimento Móvel de Urgência), quando acionado, encarrega-se de encaminhar uma unidade de resgate para o local do paciente e fornece orientações por telefone à pessoa

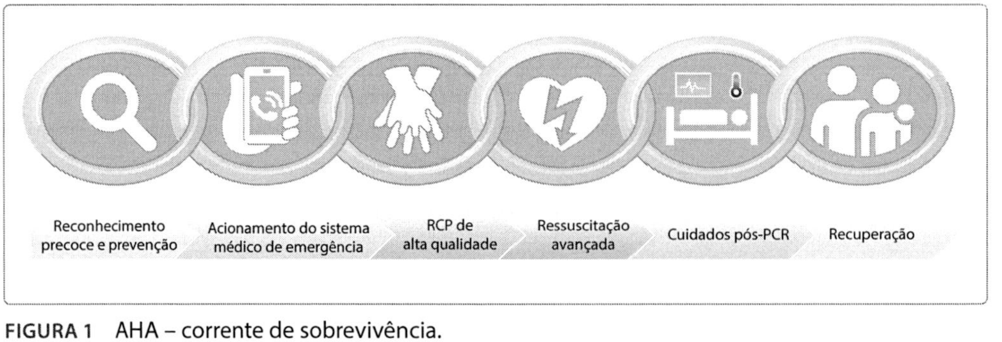

FIGURA 1 AHA – corrente de sobrevivência.
AHA: American Heart Association; PCR: parada cardiorrespiratória; RCP: ressuscitação cardiopulmonar.
Fonte: Merchant et al.

que está no local, orientando o público leigo sobre primeiros socorros e a reanimação cardiopulmonar (RCP) até a chegada da equipe de saúde.

Uma vez que a equipe de saúde chega presencialmente ao atendimento pré-hospitalar, é possível realizar telemedicina em tempo real pela equipe com especialistas que não estão no local. Essa prática é especialmente utilizada nos EUA, Inglaterra, Austrália e Canadá, onde se tem a figura dos paramédicos, profissionais não médicos que têm formação e treinamento para atendimentos pré-hospitalares e que podem discutir com as especialidades.

No Brasil, o Samu tem implementado mais tecnologia em telemedicina para maior resolubilidade dos casos e agilidade nos encaminhamentos. A literatura médica mostra que a telemedicina auxilia no diagnóstico e manejo clínico dos pacientes na atenção pré-hospitalar, assim como proporciona melhor comunicação e integração entre equipes de saúde, considerando prioritária a maior implementação de telemedicina nos serviços pré-hospitalares.

DISCUSSÃO POR INTERTELECONSULTA DE CASO DE URGÊNCIA COM ESPECIALISTA

Conforme discutido no Capítulo 5, sobre modalidades em telemedicina, a telemedicina pode ser realizada entre profissionais de saúde de diferentes níveis. Dependendo da especialidade, pode ser suficiente a telemedicina assíncrona, *store and forward*, com envio de mensagem de texto e imagens anexadas, enquanto para outras especialidades é essencial a consulta em tempo real, síncrona, com áudio e vídeo.

A seguir são apresentados alguns exemplos de especialidades em que a telemedicina aplicada no pronto-socorro pediátrico traz seus maiores benefícios.

Telemedicina com neurologista

No exemplo citado do atendimento pré-hospitalar, o profissional do resgate pode discutir um possível caso de acidente vascular cerebral (AVC) com um neurologista, por exemplo, que pode se utilizar de um exame físico por vídeo para melhor anamnese do paciente, e não depender tanto das habilidades de um não especialista na propedêutica neurológica.

Nos EUA foi implementada a rede *Telestroke*, que utiliza a telemedicina para discussão com especialistas para manejo de pacientes com suspeita de AVC. Estudos que avaliaram o impacto da rede *Telestroke* mostram que o uso da telemedicina melhorou os desfechos clínicos e reduziu sequelas, sendo indicada pela AHA como padrão de atendimento.

Telemedicina com cardiologista

Em casos de taquicardia pediátrica com pulso, a AHA, por meio do Pals (*Pediatric Advanced Life Support*), indica a avaliação de cardiologistas nos casos de possível taquicardia ventricular, com paciente estável, e nos casos de paciente instável, para quem falhou a cardioversão sincronizada. Pacientes com comorbidades cardíacas com descompensação da doença de base, como tetralogia de Fallot, cardiomiopatia hipertrófica etc., beneficiam-se de discussão de caso com o cardiologista.

Visto que na maior parte das vezes os pacientes estão em prontos-socorros sem cardiologista pediátrico de plantão, a discussão desses casos com especialista via telemedicina se mostra viável, custo-efetiva e com melhora dos desfechos dos pacientes.

Com a maior disponibilidade do exame de ultrassom à beira do leito realizado por pediatras em prontos-socorros, surgiu também a modalidade da tele-ecocardiografia: o pediatra que está envolvido no manejo do paciente realiza o exame em tempo real, e o cardiologista pode orientar sobre a técnica para aquisição de imagens e interpretar os achados do exame, o que é particularmente útil para avaliação de função cardíaca, doença valvar e derrame pericárdico.

Telemedicina com ortopedista

Pacientes vítimas de trauma que se apresentam a um pronto-socorro pediátrico que não disponha de um ortopedista no serviço podem se beneficiar de uma teleconsulta com o especialista, seja por meio assíncrono, de *store and forward,* com o envio de exames de imagem como radiografia e tomografia, ou por meio de telemedicina em tempo real, para auxiliar na propedêutica do exame clínico ortopédico.

Por exemplo, um paciente com suspeitas de fratura de rádio pode ser radiografado e ter seu exame enviado para um ortopedista remotamente (*store and forward*), ou um paciente com queixa de torção de tornozelo pode ser examinado pelo pediatra de plantão, enquanto o ortopedista o orienta remotamente ao vivo quanto às manobras a serem realizadas, e tem a informação em tempo real se a manobra está sendo realizada da maneira correta, assim pode interpretar os resultados de cada manobra. Esta última modalidade se mostra bastante eficaz para identificar as principais queixas ortopédicas, e se mostra custo-efetiva para os serviços de pronto atendimento.

Telemedicina com psiquiatra

Estudo publicado no *Journal of the American Medical Association* (*JAMA*) analisou mais de 200 mil pacientes e mais de 300 mil visitas a pronto-socorro pediátrico americano com queixas de saúde mental entre 2015 e 2020, e evidenciou um aumento de 8% ao ano. Em 13% dos casos houve uma nova consulta em menos de 6 meses. Cerca de um terço das visitas estavam relacionadas à ideação de autoextermínio ou automutilação. Foram comuns também crises de ansiedade e depressão.

Dada a escassez de psiquiatras infantis, o aumento da demanda e a complexidade dos casos para o pediatra, o advento da telepsiquiatria é ferramenta importante para auxiliar nos casos psiquiátricos que se apresentam no departamento de emergência, para guiar o pediatra no manejo inicial do paciente, *screening* de risco de autoextermínio e encaminhamento adequado na alta hospitalar.

Telemedicina com outros especialistas

Pacientes que se apresentam ao pronto-socorro podem ter seus casos discutidos com o pediatra ou especialista que acompanha seu caso, com o benefício de conhecer o histórico ambulatorial e a família. É um cenário especialmente importante para os portadores de doenças crônicas que seguem com especialidades pediátricas, que tendem a ter mais particularidades em seu quadro clínico e manejo clínico. Por exemplo, pacientes que seguem com a reumatologia tendem a fazer uso de imunossupressor, pacientes oncológicos têm suas particularidades dependendo da fase do tratamento, pacientes que acompanham com nefrologia podem ter suas particularidades eletrolíticas, e assim por diante.

Ainda, é importante que o especialista saiba sobre a consulta de pronto-socorro para o seguimento adequado do paciente no pós-alta. A passagem de informações do caso pode ser feita por meio de uma ligação telefônica em tempo real, ou as informações sobre a passagem pelo pronto-socorro podem ser enviadas para o médico do paciente. Veja também o Capítulo 12, sobre telemedicina nas especialidades pediátricas, doenças complexas e doenças raras.

TELETRIAGEM DE URGÊNCIA

"Doutor, estou entrando em contato para saber se preciso ir ao pronto-socorro."

A imensa maioria dos pediatras que trabalham em consultório e que disponibilizam seu contato pessoal já atendeu a essa demanda, seja via telefonema ou por mensagem. Por outro lado, pacientes sem acesso ao seu pediatra ou à telemedicina passam por mais consultas desnecessárias em pronto-socorro.

Com o objetivo de aumentar a satisfação dos pacientes, reduzir custos operacionais e otimizar os fluxos de atendimento, alguns hospitais e operadoras de plano de saúde, no Brasil e no mundo, têm implementado teletriagens: os pacientes são orientados a passar primeiro por uma triagem a distância, que pode ser realizada por médico ou enfermagem, que avalia a queixa do paciente, assim como realiza exame físico breve, para decisão sobre a procura de pronto-socorro presencial.

Estudos mostram que os pacientes pediátricos que têm acesso à telemedicina para queixas agudas vão 23,7% a menos ao pronto-socorro, o que apresenta uma redução de exposição do paciente e cuidadores a tempo de espera em ambiente hospitalar e a doenças transmissíveis. A maior parte das teletriagens que não precisam de procura presencial pelo pronto-socorro envolve dúvidas sobre febre e uso de medicamentos.

Apesar de a triagem via telemedicina ter suas limitações, com estudos publicando a concordância entre triagem presencial e remota variando entre 46 e 68%, este último dado provém de estudo alemão que analisou pacientes que se apresentaram ao pronto-socorro, e comparou a triagem realizada presencialmente e logo em seguida realizada nova avaliação remotamente por telemedicina, utilizando escala de triagem padronizada. A maior parte das discordâncias ocorreu nos pacientes de menor gravidade, em que a telemedicina apresentou a tendência de superestimar a gravidade, o que resultaria em mais encaminhamentos desnecessários, porém com uma grande sensibilidade na identificação de pacientes graves.

Ainda, as teletriagens possibilitam o encaminhamento do paciente ao pronto-socorro que tenha a especialidade adequada à necessidade: um paciente com suspeita de fratura óssea pode ser encaminhado a um serviço que tenha ortopedista, um paciente com ferimento cortante pode ser encaminhado a um local com cirurgião etc.

TELECONSULTA DE URGÊNCIA DIRETAMENTE AO PACIENTE

Dentre os usos de telemedicina na urgência, a modalidade que mais tem crescido, tanto em adoção como em publicações, é a teleconsulta diretamente ao paciente, por oferecer vantagens para todos os envolvidos: pacientes, médicos, gestores e operadoras de plano de saúde. Conhecendo os benefícios e respeitando suas limitações, as consultas de urgência têm se mostrado cada vez mais eficazes e seguras.

Estudo brasileiro de implementação da telemedicina no Instituto da Criança e do Adolescente do Hospital das Clínicas da Faculdade de Medicina da Universidade de São Paulo (ICr/HCFMUSP) descreve a implementação da telemedicina para pacientes do Sistema Único de Saúde (SUS) como rápida, barata e factível. Descreve ainda uma baixa taxa de 14% de encaminhamento à consulta presencial, sem piora de desfechos, com um ótimo nível de satisfação dos pacientes que utilizaram o serviço.

Algumas de suas vantagens ao paciente:

- **Acesso rápido e conveniente:** a teleconsulta permite que os pacientes acessem cuidados médicos de urgência sem precisar se deslocar. Em um país com as dimensões do Brasil, isso é especialmente benéfico para áreas remotas, de difícil acesso ou áreas que não possuem pediatras em pronto-socorro.
- **Redução do tempo de espera:** os pacientes evitam ficar em salas de espera de pronto-socorro. A logística para redução de tempo de espera na telemedicina é de mais simples resolução: é mais fácil para um gestor aumentar o número de médicos atendendo via telemedicina, que muitas vezes podem atender da sua própria casa.
- **Conforto e segurança:** as crianças se sentem mais confortáveis em seu ambiente familiar, em sua própria casa, o que reduz principalmente o estresse da criança quanto ao ambiente hospitalar, local que comumente associa a experiências prévias desagradáveis (injeções intramusculares, acesso venoso, coleta de swab nasal etc.). É preciso lembrar ainda da possibilidade de telemedicina aos pacientes dependentes de tecnologia, cujo deslocamento até um serviço de saúde não só é desconfortável como muitas vezes também inseguro.

Algumas das suas vantagens ao pediatra:

- **Avaliação remota:** a teleconsulta permite que os médicos realizem avaliações preliminares de pacientes pediátricos, com os pacientes em seu local de conforto, facilitando algumas avaliações de exame físico, como padrão respiratório e nível de consciência. Ainda, o médico pode realizar o atendimento de onde estiver, contanto que tenha seu dispositivo com boa conexão à internet e privacidade (*vide* Capítulo 2, sobre plataformas digitais e estrutura em telemedicina).
- **Regulamentação e honorários:** antes da regulamentação da telemedicina, o pediatra dificilmente conseguia justificar ao paciente a cobrança de seus honorários por uma consulta por telefone ou mensagem de texto. Atualmente os pacientes têm mais conhecimento sobre a modalidade e o pediatra consegue converter um "simples telefonema" em uma consulta por telemedicina de urgência, realizando-a em condições mais próximas da ideal.
- **Melhor alcance e flexibilidade:** com a teleconsulta, os médicos podem ampliar seu alcance para atender pacientes de diferentes localidades. Além disso, eles têm a flexibilidade de oferecer consultas fora do horário tradicional de atendimento, atendendo às necessidades dos pacientes e suas famílias.

Uma grande vantagem tanto para pacientes quanto para os médicos é a facilidade por teleconsulta de seguimento e reavaliação após um encontro de urgência, por exemplo, um paciente com suspeita de infecção urinária para o qual é preciso verificar o resultado de exame de cultura de urina.

PARTICULARIDADES NA AVALIAÇÃO DE URGÊNCIA POR TELEMEDICINA

Deve-se sempre ter em mente que as condutas na telemedicina podem diferir das consultas presenciais. Um exemplo interessante é o estudo realizado por Uscher-Pines et al. que analisou retrospectivamente prontuários de adultos em pronto atendimento. Foram examinados três cenários: faringite com indicação de teste rápido estreptocócico, dor lombar sem necessidade de exame de imagem e casos de resfriado comum sem indicação de antibiótico. Ao comparar os pacientes atendidos por telemedicina com os atendidos presencialmente, observou-se no grupo de telemedicina menor solicitação de exame estreptocócico (apesar da indicação), uma tendência menor à solicitação de radiografia lombar e maior prescrição de antibióticos para resfriado comum (apesar da contraindicação). Esses resultados levantam questões importantes, por exemplo, se tendemos a solicitar menos exames na telemedicina, e se a prescrição desnecessária de antibióticos se deve à falta de realização do exame físico presencial. São necessários mais estudos para esclarecer essas questões, porém é crucial nos prepararmos para possíveis vieses nesses estudos.

Uma preocupação frequente dos pediatras em relação à telemedicina é o receio de não conseguir identificar os pacientes graves. Para elucidar essa dúvida, um grupo pediátrico do hospital de Yale, nos Estados Unidos, realizou um estudo prospectivo observacional, para determinar a confiabilidade interobservador da aplicação de escores clínicos pela telemedicina, comparado com o atendimento presencial, para determinar a gravidade dos pacientes. O estudo sugere um bom desempenho na aplicação do *Yale Observation Checklist*, para avaliar clinicamente paciente com febre sem sinais localizatórios, com um desempenho excelente da telemedicina na avaliação de desconforto respiratório.

Apesar do aumento de publicações na área, os escores de gravidade para telemedicina pediátrica ainda são escassos. Atualmente muitos estudos criam seus próprios escores para avaliar a gravidade do paciente, necessitando de mais trabalhos científicos para suas validações.

Na implementação da telemedicina no Instituto da Criança e do Adolescente durante a pandemia de Covid-19, foi criado um escore próprio (Tabela 1), que se baseou no *Pediatric Observation Priority Score,* no *Pediatric Early Warning Score* e no Triângulo de Avaliação Pediátrica, para determinar se o paciente que estava sendo atendido remotamente precisaria ter sua consulta convertida em presencial.

O exame físico na teleconsulta tem suas particularidades descritas no capítulo anterior. No contexto de consultas de urgência, a primeira coisa que deve ser avaliada, para determinação de gravidade imediata, é a impressão inicial do Pals, que é visual: Aparência, Esforço respiratório e Circulação (coloração) (Quadro 1).

Não havendo sinais de gravidade marcantes à impressão inicial, prossegue-se com a consulta, podendo ser utilizados os 10 passos sugeridos por Benzinger et al. para o exame físico virtual ao realizar um

TABELA 1 Escores da avaliação de urgência pediátrica, por teleconsulta, do Instituto da Criança e do Adolescente do HCFMUSP

Parâmetros clínicos	Nota
	Nenhum: zero
Comorbidades: ▪ Diabetes. ▪ Imunocomprometimento. ▪ Doença renal crônica. ▪ Pneumopatia. ▪ Cardiopatia. ▪ Obesidade. ▪ HAS.	2
Covid-19:	Nenhum: zero
▪ Paciente com Covid +. ▪ Paciente com contato com Covid +.	1
Avaliação de consciência	
Sem alteração	Zero
Irritabilidade, mas consolável	1
Irritabilidade e inconsolável	3
Sonolência ou torpor	5
Avaliação respiratória	
Sem alteração	Zero
Taquipneia	3
Bradipneia	5
Sons respiratórios anormais	3
Posicionamento anormal da via aérea/criança	5
Refrações torácicas ou batimento de aleta nasal	3
Avaliação circulatória	
Sem alteração	Zero
Perfusão periférica ≥ 3 segundos	3
Pele: palidez	1
Pele: mosqueada ou cianose	5
Potencial risco de urgência	
Não	0
Sim	2

HAS: hipertensão arterial sistêmica.
Nota: escores ≥ 5 indicavam encaminhamento ao pronto-socorro para consulta presencial.
Fonte: elaboração dos autores.

QUADRO 1 Sinais de gravidade na teleconsulta pediátrica de urgência

Sinal de gravidade	Descrição
Aparência	Tom anormal, interação reduzida, sonolência excessiva, choro inconsolável.
Esforço respiratório	Retrações, batimento de asa nasal, sons anormais, posicionamento em tripé ou apneia/*gasping*.
Circulação	Pele pálida, rendilhada (moteada), cianose de extremidades ou lábio.

Fonte: adaptação de Merchant et al.

exame físico direcionado à queixa aguda do paciente.

CONCLUSÃO

A telemedicina no pronto-socorro pediátrico apresenta oportunidades únicas para melhorar a assistência às crianças em situações de emergência. Desde os primeiros usos do telefone na medicina, a comunicação a distância tem sido utilizada para auxiliar no diagnóstico e manejo clínico de pacientes. Com o avanço da tecnologia, a telemedicina se tornou ainda mais acessível e eficiente, especialmente durante a pandemia de Covid-19, quando as consultas virtuais de urgência se tornaram uma opção preferencial.

No atendimento pré-hospitalar de urgência, a telemedicina desempenha um papel fundamental. Em cenários de PCR, a orientação médica remota pode aumentar as chances de sobrevivência do paciente. Além disso, a discussão de casos de urgência com especialistas por meio da telemedicina traz benefícios significativos. A possibilidade de consultar neurologistas, cardiologistas, ortopedistas e psiquiatras de forma remota auxilia no diagnóstico e manejo adequados

dos pacientes, melhorando os desfechos clínicos.

A implementação da telemedicina no pronto-socorro pediátrico requer infraestrutura adequada e a integração efetiva entre as equipes de saúde. No entanto, os estudos mostram que essa abordagem é viável, custo-efetiva e pode levar a uma melhora significativa na qualidade do atendimento e nos resultados dos pacientes.

Em suma, a telemedicina no pronto-socorro pediátrico oferece um novo horizonte de possibilidades, permitindo uma assistência mais ágil, eficiente e segura para emergências em crianças e adolescentes.

Ao combinar a tecnologia com a *expertise* dos profissionais de saúde, é possível fornecer cuidados de qualidade, mesmo quando especialistas não estão fisicamente presentes, garantindo uma abordagem abrangente e acessível.

SUGESTÕES DE LEITURA

1. Amadi-Obi A, Gilligan P, Owens N, O'Donnell C. Telemedicine in pre-hospital care: a review of telemedicine applications in pre-hospital environment. Int J Emerg Med. 2014;7:29.
2. Aronson SH. The Lancet on the telephone 1876-1975. Med Hist. 1977;21(1):69-87.
3. Benziger CP, Huffman MD, Sweis RN, Stone NJ. The telehealth ten: a guide for a patient-assisted virtual physical examination. Am J Med. 2021; 134(1):48-51.
4. Beyer A, Moon K, Penndorf P, et al. Triage through telemedicine in paediatric emergency care: results of a concordance study. PLoS One. 2022;17(5):e0269058.
5. Buvik A, Bergmo TS, Bugge E, et al. Cost-effectiveness of telemedicine in remote orthopedic consultations: randomized controlled trial. J Med Internet Res. 2019;21(2):e11330.
6. Buvik A, Bugge E, Knutsen G, et al. Quality of care for remote orthopaedic consultations using telemedicine: a randomised controlled trial. BMC Health Serv Res. 2016;16(1):483.
7. Centers for Disease Control and Prevention (CDC). Covid-19: information for pediatric healthcare providers. Disponível em: https://www.cdc.gov/coronavirus/2019-ncov/hcp/pediatric-hcp.html. Acesso em: 13 jun. 2022.
8. Cushing AM, Liberman DB, Pham PK, et al. Mental health revisits at US pediatric emergency departments. JAMA Pediatr. 2023;177(2):168-76.
9. Fairchild RM, Ferng-Kuo SF, Rahmouni H, Hardesty D. Telehealth increases access to care for children dealing with suicidality, depression, and anxiety in rural emergency departments. Telemed J E Health. 2020;26(11):1353-62.
10. Fernandez A, Benito J, Mintegi S. Is this child sick? Usefulness of the pediatric assessment triangle in emergency settings. J Pediatr (Rio J). 2017;93(Suppl 1):60-7.
11. Gattu R, Scollan J, DeSouza A, et al. Telemedicine: a reliable tool to assess the severity of respiratory distress in children. Hosp Pediatr. 2016;6:476-82.
12. Harvey JB, Yeager BE, Cramer C, et al. The impact of telemedicine on pediatric critical care triage. Pediatr Crit Care Med. 2017;18:e555-e560.
13. Kepplinger J, Barlinn K, Deckert S, et al. Safety and efficacy of thrombolysis in telestroke: a systematic review and meta-analysis. Neurology. 2016;87(13):1344-51.
14. Kim JW, Friedman J, Clark S, et al. Implementation of a pediatric emergency telemedicine program. Pediatr Emerg Care. 2020;36(2):e104-e107.
15. Korioth T, staff writer. AAP issues guidance to ensure continued care for children during pandemic. AAP News – American Academy of Pediatrics. 2020. Disponível em: https://publications.aap.org/aapnews/news/6715/AAP-issues-guidance-to-ensure-continued-care-for?searchresult=1. Acesso em: 13 jun. 2022.
16. McConnochie KM, Wood NE, Herendeen NE, et al. Acute illness care patterns change with use of telemedicine. Pediatrics. 2009;123(6):e989-95.
17. Merchant RM, Topjian AA, Panchal AR, et al.; Adult Basic and Advanced Life Support, Pediatric Basic and Advanced Life Support, Neonatal Life Support, Resuscitation Education Science, and Systems of Care Writing Groups. Part 1: Executive Summary: 2020 American Heart Association guidelines for cardiopulmonary resuscitation and emergency cardiovascular care. Circulation. 2020;142(16_Suppl_2):S337-S357.
18. Oldroyd C, Day A. The use of pediatric early warning scores in the emergency department. J Emerg Nurs. 2011;37:374-6.
19. Oliveira CCM, O'Dwyer G, Novaes HMD. Desempenho do serviço de atendimento móvel de urgência na perspectiva de gestores e profissionais: estudo de caso em região do estado de São Paulo, Brasil. Ciênc Saúde Coletiva. 2022;27(04):1337-46.
20. Sable C. Telecardiology: potential impact on acute care. Crit Care Med. 2001;29(8 Suppl):N159-65.
21. Sarria-Guerrero JA, Luaces-Cubells C, Jiménez-Fàbrega FX, et al. Pediatric televisits and telephone triage: impact on use of a hospital emergency department. Emergencias. 2019;31(4):257-60.

22. Satou GM, Rheuban K, Alverson D, et al.; American Heart Association Congenital Cardiac Disease Committee of the Council on Cardiovascular Disease in the Young and Council on Quality Care and Outcomes Research. Telemedicine in pediatric cardiology: a scientific statement from the American Heart Association. Circulation. 2017;135(11):e648-e678.
23. Rademacher NJ, Cole G, Psoter KJ, et al. Use of telemedicine to screen patients in the emergency department: matched cohort study evaluating efficiency and patient safety of telemedicine. JMIR Med Inform. 2019;7(2):e11233.
24. Roland D, Lewis G, Fielding P, et al. The paediatric observation priority score: a system to aid detection of serious illness and assist in safe discharge. Open J Emerg Med. 2016;04:38-44.
25. Rush KL, Howlett L, Munro A, Burton L. Videoconference compared to telephone in healthcare delivery: a systematic review. Int J Med Inform. 2018;118:44-53.
26. Severini RDSG, Oliveira PC, Couto TB, et al. Fast, cheap and feasible: implementation of pediatric telemedicine in a public hospital during the Covid-19 pandemic. J Pediatr (Rio J). 2022;98(2):183-9.
27. Siew L, Hsiao A, McCarthy P, et al. Reliability of telemedicine in the assessment of seriously ill children. Pediatrics. 2016;137(3):e20150712.
28. Taylor L, Portnoy JM. Telemedicine for general pediatrics. Pediatr Ann. 2019;48(12):e479-e484.
29. Time line of Alexander Graham Bell. Disponível em: https://www.loc.gov/collections/alexander-graham-bell-papers/about-this-collection. Acesso em: 5 out. 2022.
30. Uscher-Pines L, Mulcahy A, Cowling D, et al. Access and quality of care in direct-to-consumer telemedicine. Telemed J E Health. 2016;22(4):282-7.
31. Wechsler LR, Demaerschalk BM, Schwamm LH, et al.; American Heart Association Stroke Council; Council on Epidemiology and Prevention; Council on Quality of Care and Outcomes Research. Telemedicine quality and outcomes in stroke: a scientific statement for healthcare professionals from the American Heart Association / American Stroke Association. Stroke. 2017;48(1):e3-e25.
32. Widmer S, Ghisla R, Ramelli GP, et al. Tele-echocardiography in paediatrics. Eur J Pediatr. 2003;162:271-5.
33. Wu TC, Parker SA, Jagolino A, et al. Telemedicine can replace the neurologist on a mobile stroke unit. Stroke. 2017;48(2):493-6.

8

Teleconsulta para recém-nascido e lactente

Michelle Marcovici Perlovski

PONTOS-CHAVE DESTE CAPÍTULO

- Identificar situações em que é possível a teleconsulta para recém-nascidos e lactentes: complementação da consulta presencial, atendimento de urgências que não requerem ida imediata a pronto-socorro, seguimento de pacientes portadores de doenças crônicas e consultas com especialistas, atendimento de intercorrências em creches e berçários.
- Conhecer as particularidades da teleconsulta nessa faixa etária, inclusive do exame físico remoto, que é baseado na observação geral dos vários sistemas do organismo.
- Reconhecer as limitações da teleconsulta no recém-nascido e no lactente, pois nessa faixa etária é essencial o acompanhamento de rotina presencial, assim como a vacinação e o exame físico.

INTRODUÇÃO

O crescimento da telemedicina durante a pandemia de Covid-19 abriu portas para o desenvolvimento dessa modalidade dentro da pediatria, inclusive nas faixas etárias dos recém-nascidos e lactentes.

De forma geral, o atendimento pode ser usado para seguimento de doenças crônicas, situações médicas de urgência que dispensem a busca imediata ao pronto-socorro e para a avaliação de especialistas.

As visitas presenciais continuam sendo indispensáveis para o seguimento de puericultura e outras avaliações, especialmente no recém-nascido e em lactentes jovens, cujo acompanhamento envolve os cuidados importantes dos primeiros mil dias de vida.

DESENVOLVIMENTO

A telemedicina não substitui o atendimento presencial, porém pode complementá-lo. Tanto a Sociedade Brasileira de Pediatria (SBP) quanto a Academia Americana de Pediatria (AAP) sustentam a recomendação de que os lactentes precisam de acompanhamento de rotina, vacinação e exame físico presencial sempre que necessário.

As duas entidades mencionadas propõem um calendário de acompanhamento de puericultura semelhante. A primeira consulta deve ocorrer dentro da primeira semana de vida; posteriormente, devem-se realizar consultas mensais até 6 meses de idade, e bimestrais até os 12 meses.

Diante da necessidade de avaliação presencial para seguimento de amamentação, ganho ponderoestatural e desenvolvimento neuropsicomotor, a consulta de rotina "cara a cara" não pode ser substituída pela telemedicina. A consulta pré-natal, que muitas vezes é realizada com a gestante e acompanhante antes do nascimento, pode ser feita de maneira remota com boa aceitação de ambas as partes.

Ainda na puericultura do recém-nascido, seja ele prematuro ou não, complementações da consulta presencial podem ser feitas de maneira remota, como o seguimento de amamentação, bem como suas dificuldades, reavaliação de icterícia neonatal, orientações sobre rotina e sono, avaliação de lesões de pele e também prescrição de suplementação vitamínica, conforme a necessidade.

Já na puericultura do lactente, a telemedicina pode auxiliar a complementar outros assuntos específicos, como orientação na introdução alimentar, medidas de segurança e prevenção de acidentes, estímulos ao desenvolvimento e atividades para a idade, além de calendário vacinal, prescrição de suplementação vitamínica, solicitação de exames pertinentes e encaminhamentos para especialistas.

Em qualquer faixa etária, pode-se realizar teleconsulta em quadros de doenças agudas leves, que dispensem a procura pelo pronto-socorro, ou com a intenção de orientar a necessidade de avaliação presencial, a depender do caso. Também é possível manter o acompanhamento e o manejo de doenças crônicas controladas, renovação de receitas e prescrição de medicamentos, bem como a avaliação de resultados de exames de imagem e laboratoriais.

Idealmente, as visitas deveriam ser conduzidas pelo médico que faz o seguimento da criança, ou de alguma maneira que ele possa ter acesso às informações do atendimento a seu paciente. No Brasil, diante da inexistência de prontuário nacional unificado, torna-se pouco viável em se tratando de atendimentos via Sistema Único de Saúde (SUS) ou via convênio médico / seguro-saúde. Em atendimentos do tipo particular, mais que uma possibilidade, já é uma realidade em muitos consultórios.

Outra situação em que o uso da telemedicina em lactentes seria possível é dentro do ambiente escolar (creches e berçários), oferecendo atendimento quando o pronto-socorro fica distante ou para avaliação de questão aguda ocorrida no local, também com a participação remota dos responsáveis pela criança.

Uma revisão da AAP de 2021 sugeriu que a telemedicina pode ser utilizada para seguimento de problemas de saúde comportamentais e de condições crônicas, visitas pré-operatórias, além de seguimento após hospitalização ou após visitas ao pronto-socorro. Especialmente no momento pós-pandemia de Covid-19, a popularização do atendimento remoto permite o crescimento e a expansão de suas possibilidades.

O atendimento via telemedicina ao recém-nascido ou lactente não é exclusivo do pediatra geral, podendo incluir outras especialidades pediátricas e também atendimentos multiprofissionais.

Um estudo de 2021 de Stanford sugeriu que existem diferenças fundamentais nos atendimentos de diversas subespecialidades que afetam o volume de atendimentos remotos. Embora nenhum estudo tenha explorado a variação no uso da telemedicina em diferentes especialidades pediátricas, estudos em população adulta apoiam essa afirmação. Estudo americano de 2020 mostrou que a adoção da telessaúde no início da pandemia variou de 3 a 21% entre optometristas, fisioterapeutas, oftalmologistas e cirurgiões ortopédicos, e até 55 a 67% entre endocrinologistas, gastroenterologistas e neurologistas. Isso sugere que especialidades clínicas tenham maior possibilidade de incorporar a telemedicina ao seu dia a dia em comparação a outras que dependem de exame físico muito específico e detalhado.

Uma das dificuldades no uso da telemedicina é o exame físico, especialmente nas faixas etárias menores. Crianças pequenas não compreendem comandos básicos, e por esse motivo a avaliação remota – que já é limitada – fica ainda mais prejudicada. A impressão inicial, que inclui avaliação de aparência geral, esforço respiratório e cor/circulação (conforme orientado pelo PALS ou *Pediatric Advanced Life Support*), também deve ser realizada via teleconsulta para reconhecimento precoce de situações de risco que indiquem avaliação presencial imediata. A consulta acontece como se fosse presencial, mas, nessa população específica, o exame físico remoto é baseado na observação geral dos sistemas:

- Estado geral: calma ou irritada, confortável no colo ou em outra superfície.
- Sinais vitais, se disponíveis: temperatura, saturação, frequência cardíaca e respiratória.
- Cor: dentro da normalidade, palidez, icterícia ou cianose.
- Hidratação: mucosa oral, presença de saliva, lábios ressecados.
- Ocular: movimentação, edema palpebral, secreção, hiperemia conjuntival.
- Cefálica: formato da cabeça, afundamentos ou hematomas.
- Fácies: típica ou atípica.
- Pavilhão auricular: formato, edema, saída de secreção.
- Cardiovascular: presença de edema, tempo de enchimento capilar.
- Respiratório: padrão respiratório e sinais de desconforto, sons audíveis (roncos de obstrução nasal ou estridor laríngeo), tempo expiratório.
- Gastrointestinal: aspecto de coto ou cicatriz umbilical, dor ou distensão abdominal.
- Geniturinário: genitália típica feminina (avaliação de sinéquia) ou masculina (avaliação de fimose e presença testicular em bolsa), lesões perineais, hérnia inguinal.
- Pele: lesões de pele localizadas ou difusas.
- Musculoesquelético: deformidades e assimetrias, mobilidade espontânea de membros, edemas, dor à movimentação passiva.
- Neurológico: acordada ou sonolenta, movimentação, avaliação básica a depender da idade.
- Outros: outras avaliações e exames específicos podem ser necessários a depender da queixa da família ou do motivo para a teleconsulta.

É importante também fazer a observação da dinâmica familiar, do *status* psicológico da mãe com bebê pequeno em casa, e avaliar se há questões subjetivas envolvidas no cuidado a esse recém-nascido ou lactente.

É esperado e previsto que as especialidades que dependem mais do exame físico presencial tenham menos probabilidade de fazer a transição para o atendimento remoto, mas, ainda assim, os estudos mostram resultados mistos. A cardiologia, por exemplo, depende da ausculta cardíaca para o diagnóstico de sopros, que pode ser difícil de realizar sem um encontro presencial ou dispositivos periféricos especializados. Da mesma forma, medir sinais vitais, como pressão arterial, pode ser difícil em uma população pediátrica se manguitos de tamanho adequado não estiverem prontamente disponíveis.

As famílias que não podem visitar pessoalmente (seja pelo risco de contaminação no pronto-socorro, pelo tempo de espera ou pela opção pelo conforto do atendimento remoto) podem ser equipadas com balanças e termômetros, permitindo que os médicos testem medições de peso e temperatura. No futuro, os pais provavelmente poderão usar acessórios de *smartphones* para gerar medições de oximetria de pulso, e estetoscópios digitais para que os médicos possam ouvir os sons cardíacos e pulmonares.

CONCLUSÃO

Já é realidade que as teleconsultas estão cada vez mais úteis e frequentes. Os pediatras estão excepcionalmente bem posicionados para tirar proveito do atendimento remoto e de outras novas modalidades, pois as crianças, os adolescentes e os responsáveis costumam aceitar bem novas tecnologias de comunicação. Ao adotarem as visitas por vídeo, os pediatras podem incorporar os princípios de crescimento e desenvolvimento inerentes à especialidade.

Especificamente para os recém-nascidos e lactentes, a teleconsulta tem papel complementar à consulta presencial, que segue sendo necessária para avaliação global e completa na puericultura. Novas tecnologias que permitam aferições domiciliares podem expandir o uso do atendimento remoto para essa faixa etária.

No futuro breve, é preciso entender o impacto que as teleconsultas terão no cuidado ao recém-nascido e ao lactente, especialmente à medida que os modelos de cuidados híbridos se tornam mais comuns na pediatria geral e também nas subespecialidades pediátricas.

Ainda há quem diga que esse modelo de cuidado é temporário. Devemos almejar um objetivo em comum, que é garantir que profissionais tenham recursos e treinamento adequados para prestar todos os modelos de cuidados, sejam presenciais ou remotos, e garantir cuidados de saúde acessíveis e de alta qualidade para crianças de todas as idades.

SUGESTÕES DE LEITURA

1. American Academy of Pediatrics (AAP). Section on Telehealth Care 2021. Disponível em: https://publications.aap.org/collection/603/Section-on-Telehealth-Care?autologincheck=redirected. Acesso em: 10 jun. 2023.
2. Benziger CP, Huffman MD, Sweis RN, Stone NJ. The Telehealth ten: a guide for a patient-assisted virtual physical examination. Am J Med. 2021;134(1):48-51.
3. Lieu TA, Gizzi E, Lee ER. Reinventing pediatrics through video care first. JAMA Pediatr. 2021;175(3):232-4.
4. Uscher-Pines L, McCullough C, Dworsky MS, et al. Use of telehealth across pediatric subspecialties before and during the Covid-19 pandemic. JAMA Netw Open. 2022;5(3):e224759.

9

Teleconsulta pediátrica para pré-escolar e escolar

Maria Cláudia Senatore Soares

PONTOS-CHAVE DESTE CAPÍTULO

- Reconhecer as situações em que pode ser utilizada a telemedicina no atendimento às crianças pré-escolares e escolares.
- Conhecer as particularidades da teleconsulta nessa faixa etária.
- Compreender as barreiras e limitações que podem existir na teleconsulta dos pré-escolares e escolares.

INTRODUÇÃO

A telemedicina tem sido crescentemente utilizada na pediatria na atenção a crianças de todas as faixas etárias, sempre em conjunto com as modalidades presenciais de atendimento. Na faixa etária pré-escolar e escolar, são múltiplas as possibilidades de atendimento usando a tecnologia do atendimento remoto por teleconsulta.

Essa forma de atendimento pode reduzir barreiras como desigualdade no alcance aos serviços médicos em locais remotos, dificuldade para seguimento de crianças em regiões onde há falta de profissionais especialistas e dificuldades no atendimento de populações marginalizadas por motivos econômicos ou sociais. Para que isso possa ser atingido, a equidade na implementação de tecnologia para acesso digital é muito importante. Os profissionais médicos que desejam trabalhar na telemedicina devem receber treinamento adequado, de preferência desde o ensino médico universitário. Famílias que serão atendidas devem ser treinadas considerando seu grau de instrução digital para que dúvidas possam ser esclarecidas e autorizações conscientes para teleconsultas possam ser concedidas.

É importante reforçar que a telemedicina não substitui o atendimento médico presencial tradicional, sendo o contato entre médico e paciente indispensável para o acompanhamento da saúde, bem-estar e desenvolvimento das crianças.

DESENVOLVIMENTO

As crianças pré-escolares e escolares, na maioria das situações, já possuem vínculo com um pediatra ou médico de família que as acompanha e orienta. Com o surgimento da telemedicina, alguns profissionais incorporaram essa modalidade a sua prática como complementar. A teleconsulta pode ser realizada para esclarecimento de dúvidas, orientações sobre exames previamente solicitados, resolução de casos simples de doenças agudas, monitorização de doenças crônicas ou como triagem na decisão do momento certo para procura do atendimento presencial, seja ele ambulatorial ou emergencial.

Outra possibilidade de acesso à teleconsulta ocorre por meio de serviços médicos especializados em telemedicina, que podem atender as crianças em doenças ou acidentes agudos sem complexidade ou, diante de procura em situação de gravidade, fornecer orientação do melhor caminho para a busca do atendimento médico presencial imediato. Esse modelo de assistência deve atuar junto ao médico da criança, evitando ruptura ou conflito de opiniões.

Nas faixas etárias pré-escolar e escolar, uma grande parte das crianças passa algum período do dia em creche ou escola. A teleconsulta pode representar um enorme ganho para essas famílias, facilitando o acesso médico fora dos horários convencionais e assim reduzindo o número de abstenções dos pais ao trabalho e as faltas das crianças às atividades educacionais. Além disso, a própria escola pode, com conhecimento e autorização das famílias, ter um serviço de telemedicina ao qual se reporta em situações emergenciais. Assim, intercorrências simples podem ser resolvidas sem o deslocamento da criança e de seus responsáveis. Acampamentos e pequenas viagens das crianças com a escola também podem ser assessorados por serviços de telemedicina predeterminados para a situação. É importante que, independentemente do local onde se encontra a criança, as determinações de segurança e privacidade sejam respeitadas.

A criança pré-escolar e escolar interage muito bem na consulta. É capaz de reportar suas queixas, consegue apontar local de dor e colaborar com o exame físico (Quadro 1). O profissional médico que está fazendo o atendimento pode e deve utilizar formas de se aproximar da criança por meio de conversas sobre seus temas preferidos e adequados para a faixa etária, e do uso de fantoches, brinquedos e brincadeiras que auxiliam na consulta. O exame físico pode seguir um roteiro, que deve ser adaptado a cada situação, considerando a cooperação da criança e a ajuda do responsável que a acompanha.

A observação da criança em seu ambiente representa uma vantagem da teleconsulta em relação ao atendimento presencial. Podem ser observadas condições de moradia e da escola, interações da criança com a família, presença de animais, percepções mais acuradas da personalidade da criança e de seu estado emocional.

CONCLUSÃO

A telemedicina representa importante avanço do atendimento de crianças da faixa etária pré-escolar e escolar, sempre associado ao seguimento médico presencial, podendo ser utilizado apoio diagnóstico, terapêutico e de acompanhamento.

Com tecnologia e treinamento apropriados, os profissionais da área de saúde podem utilizar a teleconsulta para oferecer atendimento de qualidade, com economia

QUADRO 1 Modelo de avaliação da criança pela teleconsulta

Área	Descrição
Geral	Estado geral, interação adequada para a idade, percepções gerais do médico. Nessa faixa etária, a conversa com a criança traz informações sobre sua saúde física, emocional e psíquica.
Pele	Palidez, exantemas, equimoses, ferimentos (locais visíveis). A criança é capaz de apontar lesões dolorosas ou pruriginosas.
Cabeça	Sinais de trauma ou assimetrias. A criança pode relatar dor e explicar suas características.
Olhos	Observação de esclera e conjuntivas, secreções, edema, movimentação ocular extrínseca, nistagmo, seguimento de objetos em 4 direções. A acuidade visual pode ser avaliada grosseiramente.
Orelhas	Aparência externa, edema, protrusão, drenagem de secreções visíveis pelo conduto auditivo. A criança pode referir dor ou prurido, é capaz de apontar sinais de dor em região de mastoide.
Nariz	Presença de rinorreia, ou secreção, respiração nasal ou bucal. Epistaxes são comuns nessa faixa etária, e suas características podem determinar a necessidade de avaliação presencial ou não.
Boca	Hidratação, lesões visíveis, ferimentos, aftas, avaliação de orofaringe, relato de dor e suas características.
Pescoço	Flexão e rotação normais, abaulamentos, assimetrias.
Gânglios	A presença de gânglios pode ser avaliada com auxílio do responsável, principalmente se forem dolorosos. Gânglios pequenos e indolores são de difícil percepção por profissional não médico.
Cardiovascular	Presença de cianose, livedo ou palidez, avaliação do tempo de enchimento capilar. A criança consegue expressar situações em que se sente cansada e precisa de repouso, é capaz de referir episódios de frequência cardíaca mais acelerada.
Respiratória	Avaliação do padrão respiratório, tiragens e frequência respiratória, presença de ruídos audíveis como sibilos ou estridor, presença e descrição da tosse, fala sem interrupção ou dificuldade. A criança consegue dizer se sente dificuldade para respirar em alguns casos, sendo a congestão nasal fator de confusão a ser considerado.
Gastrointestinal	Aparência plana ou distendida do abdome, palpação com supervisão e identificação de local de dor (palpação de quadrantes ou pedir para a mãe considerar o umbigo como o centro de um relógio e palpar diferentes horários pausadamente, para que a criança aponte local de dor). Aspecto das fezes, se puder mostrar. A descrição da dor é difícil nas crianças abaixo dessa faixa etária. Deve-se considerar a possibilidade de a queixa de dor estar relacionada a náusea, comumente referida da mesma forma pelos pequenos.
Musculoesquelética	Deformidades e edemas, assimetrias e limitações funcionais. A criança consegue localizar bem a dor e realizar manobras solicitadas pelo médico. A marcha pode ser avaliada e a claudicação pode ser percebida.
Neurológica	Estado de alerta, interação adequada para a idade, movimentos faciais simétricos, presença de nistagmo ou ambliopia. Verbalização adequada, atividade e força, coordenação, marcha. Exame neurológico minucioso requer avaliação presencial.

Fonte: elaboração da autora.

de recursos, praticidade e comodidade para seus pacientes. O atendimento médico pode chegar a regiões remotas e uma possível distribuição não equitativa de recursos médicos pode ser superada, oferecendo maior abrangência quantitativa e qualitativa na distribuição da saúde.

SUGESTÕES DE LEITURA

1. American Academy of Pediatrics (AAP). Pediatric telehealth best practices. 2022. Disponível em: https://shop.aap.org/pediatric-telehealth-best-practices--ebook/. Acesso em: 19 jun. 2023.
2. Buchi AB, Langlois DM, Northway R. Use of telehealth in pediatrics. Prim Care. 2022;49(4):585-96.
3. Burke BL Jr, Hall RW; Section on Telehealth Care. Telemedicine: pediatric applications. Pediatrics. 2015;136(1):e293-308.
4. Fiks AG, Kelly MK, Nwokeji U, et al. A pediatric telemedicine research agenda: another important task for pediatric chairs. J Pediatr. 2022;251:40-43.e3.
5. Rabbani N, Chen JH. National trends in pediatric ambulatory telehealth utilization and follow-up care. Telemed J E Health. 2023;29(1):137-40.
6. Severini R da SG, Marcovici M, Farhat SCL, et al. How to incorporate telemedicine in medical residency: a Brazilian experience in pediatric emergency. Clinics. 2023;78:100162.
7. Utidjian L, Abramson E. Pediatric telehealth: opportunities and challenges. Pediatr Clin North Am. 2016;63(2):367-78.

10

Teleconsulta de adolescentes

Benito Lourenço
Clovis Artur Almeida da Silva

PONTOS-CHAVE DESTE CAPÍTULO

- As teleconsultas de adolescentes levantam dados pessoais sensíveis como opinião política, convicção religiosa, vida sexual e informações comportamentais, que, geralmente, não são discutidos na frente da família ou responsáveis.
- Deve-se avaliar em toda teleconsulta se há comprometimento da segurança ou exposição do adolescente a riscos, pois esses pacientes podem ser, potencialmente, alta fonte de danos discriminatórios, se as teleconsultas forem violadas em sua privacidade, seja por serem vistas, salvas ou acessadas por outras pessoas.
- O pediatra deve conhecer o ecossistema legal de proteção de dados e atentar para o uso de plataformas e softwares seguros, validados e certificados.
- As teleconsultas não são apropriadas para condições que necessitam do exame físico para fazer um diagnóstico preciso.

INTRODUÇÃO

Não há dúvidas de que as teleconsultas foram ferramentas essenciais durante a pandemia de Covid-19. Nesse contexto, os sentimentos de ansiedade e incerteza sobrecarregam as pessoas, e os sistemas de saúde tiveram dificuldade para lidar com uma demanda descontrolada e exponencial. Na ausência de medidas apropriadas de planejamento e mitigação, os serviços de saúde poderiam ser expostos ao risco de colapso causado por uma inundação de consultas que foram atendidas por meio virtual.

Inúmeras vantagens foram descritas nesse novo modelo de atendimento: redução das visitas desnecessárias, eficiência na prestação de cuidados, otimização e continuidade do tratamento, redução de custos, diminuição de riscos e satisfação dos clientes. O sistema de saúde navega agora pelo "novo normal" em um mundo "pós-pandêmico" e considera a melhor forma para a integração da telessaúde em seu modelo de uma prestação mais aprimorada de cuidados. Entretanto, ainda há uma relativa escassez de dados disponíveis na literatura científica sobre a eficácia e as consequências não intencionais dos novos métodos de atendimento recém-adotados, particularmente quando relacionados aos adolescentes.

Uma das maiores publicações realizadas sobre videoconsultas remotas sob perspectivas sociais e com análise do contexto organizacional e político, o estudo *Vocal* (*Virtual online consultations: advantages and limitations*) identificou vantagens potenciais para os pacientes e para o sistema de saúde. Entretanto, são expressos temores de que possam ser clinicamente arriscadas e/ou menos aceitas pelos pacientes ou funcionários, trazendo significativos desafios técnicos, logísticos e regulatórios.

Como a aplicação desses novos conceitos poderia adequar-se à prática da medicina do adolescente? Essa área de atuação tem se consolidado em uma prática assistencial abrangente e peculiar na pediatria. Inserida no campo de trabalho multiprofissional e interdisciplinar de atenção à saúde, essa especialidade suscita junto às instituições o planejamento de recursos para seu desenvolvimento, exigindo que os profissionais desenvolvam competências particulares. Receber um adolescente em uma consulta implica o estabelecimento de um vínculo de confiança, tanto por parte dos pais quanto do jovem paciente: responder aos pais sem ferir a ética profissional e aos adolescentes com um saber que não os incomode a falar de si.

CONFIDENCIALIDADE E DADOS PESSOAIS SENSÍVEIS

O adolescente se apresenta ao sistema de saúde com características próprias, muitas vezes sem queixas clínicas específicas, o que demanda um olhar e uma programação especiais voltados para essa faixa etária. O atendimento ao adolescente deve priorizá-lo como ser biopsicossocial inserido em seu meio ambiente e com ele em permanente interação. Portanto, o médico que atende o adolescente deve não somente abordar, durante a consulta, em sua anamnese, aspectos físicos, relacionados a possíveis queixas, doenças e questões orgânicas, mas, sobretudo, compreender suas condições de vida, relações familiares, amizades, escolaridade, trabalho, lazer, percepções e sentimentos sobre o exercício da sexualidade, hábitos alimentares e esportivos, inserção econômica e social, uso de álcool, tabaco e outras substâncias e aspectos particulares de sua saúde mental e emocional e suas implicações em comportamentos de risco.

Com relação a esse importante aspecto da integralidade na avaliação da consulta do adolescente, uma primeira reflexão e um alerta tornam-se fundamentais quando se realiza uma teleconsulta: a gestão das informações sensíveis. Em 8 de julho de 2019 entrou em vigor no Brasil a Lei n. 13.853, que dispõe sobre a proteção de dados pessoais (Lei Geral de Proteção de Dados Pessoais – LGPD).

Os médicos, no exercício de suas atividades e na relação com seus pacientes, estão em contato constante com dados pessoais de alto risco e criticidade. Os dados pessoais são classificados em comuns e sensíveis. Os dados pessoais comuns são aqueles que identificam o paciente (nome, endereço, número de documento, fotografias, p. ex.), e os dados pessoais sensíveis incluem, além de todos os dados de saúde e biométricos, outros, como opinião política, convicção religiosa, vida sexual e informações comportamentais.

Quando se pratica telemedicina, é inerente o tráfego de dados pessoais. Portanto, cautela e atenção devem ser reforçadas no atendimento dos pacientes, com destaque aos indivíduos adolescentes, cujas consultas necessariamente abordam esses temas relacionados aos dados sensíveis, com alto potencial de danos discriminatórios. O pediatra deve conhecer esse ecossistema legal de proteção de dados e atentar para o uso de plataformas e *softwares* seguros, validados e certificados. Fazer um teleatendimento sem uma ferramenta adequada é não se preocupar com a segurança das informações.

Os cuidados confidenciais há muito são reconhecidos como o padrão de cuidados para adolescentes, pois permitem a avaliação das questões sensíveis que não seriam apropriadamente discutidas na frente dos pais. No entanto, a oferta do mesmo espaço confidencial em ambiente virtual que seria oferecido em uma consulta presencial pode ser mais difícil devido às limitações relacionadas ao ambiente físico e ao acesso à adequada tecnologia.

O risco de quebra de sigilo é aumentado se outra pessoa controlar o dispositivo do paciente, especialmente se a consulta envolver troca de mensagens (p. ex., *chat* ou SMS) ou resultados de testes ou imagens que podem ser vistas, salvas ou acessadas por outras pessoas. Mais maldosamente, teleconsultas com adolescentes são suscetíveis a violações deliberadas de privacidade por meio de *spywares* instalados por um cuidador controlador. Os profissionais de saúde devem, portanto, avaliar se uma teleconsulta irá comprometer a segurança ou expor o adolescente a riscos.

PRIVACIDADE DURANTE A TELECONSULTA

Na Unidade de Adolescentes do Instituto da Criança e do Adolescente do Hospital das Clínicas da Faculdade de Medicina da Universidade de São Paulo (ICr/HCFMUSP), adota-se uma metodologia de atendimento do adolescente constituída por "tempos" ou etapas. Sugere-se que nos teleatendimentos sejam respeitadas essas etapas. Assim, em uma primeira avaliação do paciente ("caso novo"), o adolescente é atendido numa consulta formatada em três momentos:

- Momento 1: acolhimento do adolescente e sua família, quando são explicadas as regras do atendimento, apresentados os princípios do atendimento hebiátrico e os conceitos de privacidade e confidencialidade. Esse momento é fundamental para circunscrever a proposta de seguimento clínico que está se iniciando.
- Momento 2: entrevista somente com os pais, que permite o entendimento da dinâmica e da estruturação familiar e o esclarecimento sobre as preocupações e dados da saúde do adolescente.
- Momento 3: entrevista com o adolescente, configurando-se a consulta propriamente dita. O atendimento do adolescente desacompanhado oferece a oportunidade de estimulá-lo a falar, em ambiente sigiloso, e, de forma progressiva, torná-lo responsável por sua saúde e pela condução de aspectos de sua vida.

Para os pacientes que já estejam vinculados ao serviço, que participam dos atendimentos em consultas tipo "retorno", o atendimento pode ser realizado apenas com o adolescente. O espaço de escuta da família é sempre aberto; porém, quando realizado, ocorre na presença do cliente adolescente.

No modelo de teleconsulta do adolescente, deve-se assegurar a disponibilidade de um espaço privativo no qual os pais (momento 2) e o jovem (momento 3) possam sentir-se à vontade para ouvir, responder e interagir com o médico. Somente a utilização de dispositivos como "fones de ouvido" não garante a total privacidade. As instruções devem ser claras sobre a "não permanência" no ambiente de outras pessoas na consulta, e muitas vezes tornam-se necessárias a verificação e a checagem com a câmera do paciente se esses pressupostos são obedecidos.

A prática presencial da medicina do adolescente nos coloca frequentemente diante de "pais curiosos", "interessados em ouvir a consulta de seus filhos" e que são reiteradamente orientados sobre a importância do espaço gradual privativo da entrevista; esses aspectos também podem se apresentar nos atendimentos remotos.

Em alguns casos, também para o conforto do adolescente, pode ser útil fornecer um *tour* virtual (visão de 360 graus) pelo espaço do profissional para dar ao cliente uma ideia melhor do ambiente clínico e assegurar-lhe que não há mais ninguém presente.

O respeito à autonomia e aos princípios éticos que norteiam o atendimento hebiátrico não contempla as "conversas de corredor" ou "segredos" trocados entre familiares e médicos sem o conhecimento do adolescente, tampouco mensagens eletrônicas ou teleconsultas exclusivas dos pais às escondidas. A participação da família é altamente desejável, com os limites bem claros, e o adolescente deve envolver a família no acompanhamento de seus problemas; entretanto, a ausência dos pais ou responsáveis não deve impedir o atendimento médico do jovem.

Ignorar o envolvimento familiar nos problemas do adolescente pode ocasionar a demora em resolvê-los. O profissional deve saber que, mesmo remotamente, pode ser um facilitador do processo de diálogo entre pais e adolescentes.

AMBIÊNCIA E ESPECIFICIDADES PARA A TELECONSULTA DE ADOLESCENTES

Os dados obtidos por meio de vídeo são inerentemente ambíguos. Por um lado, o registro em vídeo é "factual" e "real", mas, por outro, não é autointerpretativo. De fato, como acontece com um filme ou peça, ele está aberto a múltiplas interpretações diferentes que serão sobrepostas pelo pano de fundo e pela perspectiva do espectador. O vídeo abre a possibilidade de combinar a análise da fala, da conduta corporal, do olhar e da postura, que são recursos moldados culturalmente para alcançar significado. Uma abordagem multimodal é aquela em que a atenção é dada a todos esses aspectos (ou seja, há um foco no que é dito em paralelo com a observação cuidadosa da "linguagem corporal").

A escolha de plataformas adequadas para transmissão de imagem e som é fundamental para as teleconsultas. Algumas ferramentas de videoconferência não devem ser utilizadas para teleconsultas devido aos quesitos de segurança e da própria qualidade técnica da imagem. Na ferramenta *Skype*, por exemplo, já muito estudada como ferramenta para teleconsulta, há momentos de compressão do vídeo, de modo que as expressões faciais são difíceis de interpretar.

Essa questão técnica pode não ser problema em uma consulta na qual o profissional apenas está analisando um controle laboratorial do paciente, mas pode ser muito prejudicial em uma consulta mais ampliada de adolescente ao falar sobre assuntos mais sensíveis.

A consulta integral do adolescente habitualmente tem uma duração maior que as consultas mais direcionadas. Uma consulta por videoconferência pode ser interrompida por problemas de conexão à internet; telas congeladas e falhas na internet aumentam o tempo necessário para concluir uma consulta. Interrupções também podem ocorrer na casa do paciente (membros da família passando pelo ambiente, p. ex.). A prestação de serviços via teleconsulta já torna as consultas mais complexas, muitas vezes menos previsíveis e mais longas do que as consultas presenciais. As interrupções citadas, áudios e vídeos de baixa qualidade, atrasos de tempo e desconexões, tudo isso associado ao fato de a teleconsulta exigir mais atenção do profissional pela redução significativa da linguagem não verbal, podem tornar, eventualmente, essa modalidade de atendimento mais cansativa para o médico.

A entrevista é um exercício de comunicação interpessoal, que engloba a comunicação verbal e a não verbal. Para muito além das palavras, deve-se estar atento a emoções, gestos, tom de voz e expressão facial do cliente. A acolhida nos serviços deve ser cordial e compreensiva, para que os adolescentes se sintam valorizados e à vontade. Uma acolhida hostil, que imponha uma série de exigências, pode afastá-los, perdendo-se a oportunidade de adesão ao serviço. Pelas características próprias dessa etapa do desenvolvimento, muitas vezes eles têm dificuldade em respeitar os horários e as datas de agendamento, determinando que o serviço construa mecanismos de organização e lembretes.

O atendimento do adolescente requer do profissional conhecimentos técnico-científicos, interesse e disponibilidade. Assim como nas sessões presenciais, um bom contato visual, uma linguagem corporal adequada e uma escuta ativa são essenciais para desenvolver vínculo em uma teleconsulta. O contato visual pode ser aprimorado colocando-se a câmera no nível dos olhos. A linguagem corporal pode ser usada para expressar empatia e interesse: inclinar-se para a frente transmite empatia, enquanto a inclinação para trás mostra interesse em ouvir mais.

QUAL A MELHOR MODALIDADE DE CONSULTA PARA O ADOLESCENTE?

Embora uma teleconsulta de um adolescente possa ser preferível a nenhuma consulta em algumas circunstâncias, existirão impedimentos para sua realização em determinadas situações. Nesse contexto, o paciente e sua família devem ser avisados sobre as limitações do teleatendimento no início da sessão, oferecendo-se a oportunidade da recusa.

Ao determinar se é apropriado realizar uma teleconsulta na residência de um adolescente, a privacidade, possíveis distrações e a segurança devem ser consideradas. Há comprometimento da consulta quando um adolescente não tem acesso a um espaço privado ou quando um cuidador insiste em acompanhar o cliente ou ouvir a conversa. A falta de um espaço privado e silencioso aumenta a probabilidade de a teleconsulta ser interrompida por distrações de fontes como televisão, ruído de outras salas, irmãos, vizinhos ou animais. Em algumas circunstâncias, tais distrações evitam uma avaliação válida de saúde mental. Ambientes "não neutros" não são adequados para teleconsulta. Isso inclui situações em que abuso ou familiares hostis estão presentes.

O objetivo da consulta também é importante para determinar se uma consulta remota é apropriada. Por exemplo, uma teleconsulta pode ser muito apropriada para renovar uma receita para um medicamento bem controlado, ou para o fornecimento de atestado médico, condições em que já existe um adequado vínculo de seguimento com o paciente e seu médico. Em contrapartida, se o objetivo da consulta é dar uma má notícia, é improvável que uma teleconsulta seja apropriada.

As teleconsultas podem ser usadas para complementar uma consulta presencial, por exemplo, para reavaliar o estado do paciente ou discutir resultados de exames laboratoriais ou de imagem que não estavam disponíveis no momento da consulta presencial. Teleatendimentos também podem ser usados para triagem inicial a fim de determinar quais adolescentes seriam mais bem atendidos presencialmente e quais poderiam ser atendidos com segurança em uma consulta remota. As teleconsultas são apropriadas também para ações de educação, aconselhamento, avaliação e tratamento de saúde mental (a depender da gravidade e do contexto).

As teleconsultas são muitas vezes adequadas para clientes com uma condição crônica de saúde. Adolescentes com doença crônica e suas famílias muitas vezes expressam preferência pelo atendimento remoto, principalmente quando a doença está bem controlada.

As teleconsultas não são apropriadas para condições que exigem exame físico para fazer um diagnóstico preciso. Condições que exigem imagens de genitália ou outras partes sexuais do corpo de adolescentes não devem ser realizadas remotamente.

Os adolescentes que manifestam preferência por consultas presenciais devem ser contemplados com essa modalidade de consulta, na medida do possível.

PERCEPÇÕES DOS ADOLESCENTES E SEUS PAIS SOBRE AS TELECONSULTAS E SEUS RESULTADOS

Poucos estudos analisaram os indicadores de satisfação de adolescentes e jovens com a modalidade da teleconsulta. Estudo que avaliou as opiniões de 50 jovens e suas famílias de um serviço terciário inglês identificou que 88% deles consideram-se preparados para teleconsultas e 90% as consideraram úteis. Os impactos positivos mais relatados foram a não necessidade de deslocamento (38%) e a possibilidade de continuidade dos cuidados (36%). Muitos não relataram qualquer impacto negativo (39%), tendo-se referido que nada precisava ser melhorado (56%). Dentre as sugestões de melhora, a mais frequentemente relatada foi a melhor qualidade de vídeo (34%). Destaca-se, entretanto, que apenas 36% dos jovens tiveram a oportunidade de falar com o profissional de saúde sem a presença dos pais. A boa prática na medicina do adolescente inclui o oferecimento de espaço confidencial como parte da consulta.

Outro estudo transversal com objetivo de explorar as percepções de adolescentes e pais sobre a privacidade, a confidencialidade e a aliança terapêutica durante teleconsultas, e que avaliou 48 adolescentes (13 a 17 anos) e 108 pais, identificou que, mesmo preocupados com a possibilidade de escuta dos familiares, 77% relataram que foram atendidos com respeito a sua privacidade. As entrevistas realizadas nesse estudo corroboram a ideia de que a autonomia e a independência dos adolescentes no acesso aos cuidados de saúde podem explicar a relação positiva observada entre aliança terapêutica e privacidade. Aliança terapêutica de qualidade relaciona-se a desfechos clínicos mais positivos.

Estudos sobre clínicas virtuais têm sido usados para aconselhamento e consultas de saúde mental, que se mostram eficazes para apoiar a independência e a autoconfiança entre jovens de 12 a 18 anos com espinha bífida. Em consultas de 15 minutos 1 vez por semana, uma enfermeira apoiou os pacientes participantes para melhorar seu autocuidado. Os participantes relataram que se sentiam mais confiantes ao falar sobre questões pessoais por via remota do que pessoalmente. Valorizaram também a privacidade que as consultas permitiram: "Sinto-me mais confiante falando sozinha com uma enfermeira sobre assuntos pessoais, sem a presença da minha mãe". Houve mais facilidade para esses pacientes com necessidades físicas complexas para a participação nas sessões.

Um estudo de apoio comportamental baseado na família para adolescentes com diabetes *mellitus* tipo 1 mal controlado concentrou-se no que os autores denominaram "aliança de trabalho" (a força da relação de trabalho entre pacientes, cuidadores e profissionais de saúde) via remota e foram tão eficazes quanto 10 sessões presenciais na manutenção dessa aliança terapêutica. A adesão ao tratamento e o controle glicêmico também foram semelhantes nos dois tipos de atendimento.

As evidências sobre os resultados clínicos das teleconsultas com crianças e adolescentes são geralmente limitadas a pequenos ensaios clínicos ou caso-controle, coorte e estudos descritivos. A melhor evidência decorre de avaliações do tratamento de condições psicológicas, neurológicas e comportamentais e da gestão de doenças crônicas como asma e diabetes. Para essas condições, estudos indicam que o teleatendimento tem resultados equivalentes aos do atendimento presencial.

A tecnologia para permitir consultas virtuais já existe há algum tempo, e revisões sistemáticas e metanálises de terapias psicológicas realizadas virtualmente mostraram resultados promissores e ofereceram vantagens em termos de acessibilidade, economia de custos e alto grau de aceitabilidade para pacientes.

SEGURANÇA JURÍDICA E CONCLUSÕES

O ambiente de saúde é fortemente institucionalizado e o comportamento é muitas vezes ritualizado, ou seja, conhecemos e desempenhamos os papéis que se esperam de nós como médicos e pacientes e assim por diante. O comportamento na consulta é influenciado de maneira significativa por regulamentos e outras medidas de governança, normas, crenças, códigos de prática profissionais e tradições profundamente arraigadas. Em suma, a consulta clínica é um encontro social impregnado de significado moral e profundamente influenciado por forças sociais: é muito mais do que um fórum para a troca de "fatos" ou a tomada de "decisões" (compartilhadas ou não).

Os clínicos resistem às tecnologias que (em sua opinião) interferem na boa prática clínica e no exercício do julgamento profissional. E não será diferente com a telemedicina. Os cuidados prestados por telemedicina são seguros e aceitáveis para os jovens e suas famílias. Profissionais não devem hesitar em oferecer consultas virtuais em sua prática regular, complementando--as, quando necessário, com atendimentos presenciais.

Além de seguir os parâmetros deontológicos, as normas éticas e preceitos de segurança, privacidade e confidencialidade (a bioética digital), deve-se atentar à legislação e regulamentação vigentes. Neste momento, em nosso país prevalece a modalidade de prestação de serviços de saúde por meio de tecnologias da informação e da comunicação, autorizada pela Lei n. 14.510 sancionada em 2022, que revogou a Lei n. 13.989 de 2020, que permitiu a telemedicina durante o momento da pandemia de Covid-19. Cabe agora, no cenário pós-pandemia, não mais a discussão da segurança jurídica da telepediatria, mas seu aprimoramento para que ocorra sempre e da melhor forma possível.

SUGESTÕES DE LEITURA

1. Allison BA, Rea S, Mikesell L, Perry MF. Adolescent and parent perceptions of telehealth visits: a mixed--methods study. J Adolesc Health. 2022;70(3):403-13.
2. Barney A, Buckelew S, Mesheriakova V, Raymond--Flesch M. The Covid-19 pandemic and rapid implementation of adolescent and young adult telemedicine: challenges and opportunities for innovation. J Adolesc Health. 2020;67(2):164-71.
3. Brasil. Presidência da República. Secretaria-Geral. Subchefia para Assuntos Jurídicos. Lei n. 13.853, de 8 de julho de 2019. Altera a Lei n. 13.709, de 14 de agosto de 2018, para dispor sobre a proteção de dados pessoais e para criar a Autoridade Nacional de Proteção de Dados; e dá outras providências. Brasília, DF, 2019. Disponível em: https://www.planalto.gov.br/ccivil_03/_ato2019-2022/2019/lei/l13853.htm. Acesso em: 20 jun. 2023.
4. Corbetta-Rastelli CM, Morgan TK, Homaifar N, et al. Experiences in Electronic Consultation (eConsult) service in gynecology from a quaternary academic medical center. J Med Syst. 2021;45(5):58.
5. Ford C, English A, Sigman G. Confidential health care for adolescents: position paper for the society for adolescent medicine. J Adolesc Health. 2004;35(2):160-7.
6. Freeman KA, Duke DC, Harris MA. Behavioral health care for adolescents with poorly controlled diabetes via Skype: does working alliance remain intact? J Diabetes Sci Technol. 2013;7(3):727-35.
7. Greenhalgh T, Stones R, Swinglehurst D. Choose and book: a sociological analysis of "resistance" to an expert system. Soc Sci Med. 2014;104:210-9.
8. Greenhalgh T, Vijayaraghavan S, Wherton J, et al. Virtual online consultations: advantages and limitations (Vocal) study. BMJ Open. 2016;6(1):e009388.
9. Harris MA, Freeman KA, Duke DC. Seeing is believing: using Skype to improve diabetes outcomes in youth. Diabetes Care. 2015;38(8):1427-34.
10. Hollis C, Falconer CJ, Martin JL, et al. Annual Research Review: Digital health interventions for children and young people with mental health problems – a systematic and meta-review. J Child Psychol Psychiatry. 2017;58(4):474-503.
11. Krout RE, Baker FA, Muhlberger R. Designing, piloting, and evaluating an on-line collaborative songwriting environment and protocol using Skype telecommunication technology: perceptions of music therapy student participants. Music Ther Perspect. 2010;28:79-85.
12. Levy S, Henderson L, McAlpine C. Growing up with confidence: using telehealth to support continence self-care deficits amongst young people with complex needs. Inform Prim Care. 2014;21(3):113-7.
13. Organização Pan-Americana de Saúde (Opas). Departamento de Evidência e Inteligência para Ação em Saúde. Teleconsulta durante uma pandemia. Página Informativa n. 1 2020. Disponível em: https://docs.bvsalud.org/biblioref/2020/07/1103458/covid-19--teleconsultas-por.pdf. Acesso em: 31 maio 2022.
14. Proulx-Cabana S, Segal TY, Gregorowski A, et al. Virtual consultations: young people and their parents' experience. Adolesc Health Med Ther. 2021 28;12:37-43.
15. Tang WX, Zhang LF, Ai YQ, Li ZS. Efficacy of Internet--delivered cognitive-behavioral therapy for the management of chronic pain in children and adolescents: a systematic review and meta-analysis. Medicine (Baltimore). 2018;97(36):e12061.
16. Thompson MA, Fuhlbrigge AL, Pearson DW, et al. Building eConsult (Electronic Consults) capability at an academic medical center to improve efficiencies in delivering specialty care. J Prim Care Community Health. 2021;12:21501327211005303.
17. World Health Organization (WHO). How to plan and conduct telehealth consultations with children and adolescents and their families. Geneva: World Health Organization; 2021. Licence: CC BY-NC-SA 3.0 IGO.

11

Telemedicina em terapia intensiva pediátrica

Artur Figueiredo Delgado
Gabriel Frizzo Ramos

PONTOS-CHAVE DESTE CAPÍTULO

- Entender que a nova modalidade de teleatendimento facilita as tomadas de conduta e a reciclagem de conhecimento na terapia intensiva pediátrica.
- Conhecer a utilidade da telemedicina em unidade de terapia intensiva (UTI) na orientação ao transporte do paciente gravemente doente.
- Entender que programas de telemedicina em UTI foram associados com redução significativa na mortalidade, e, também, no tempo de internação na UTI.
- Conhecer as perspectivas futuras para o uso dessa nova tecnologia.

INTRODUÇÃO

O termo telemedicina tem extenso significado e grande utilização, geralmente se referindo a serviços médicos oferecidos a distância utilizando tecnologias avançadas de comunicação. Atualmente, o dicionário *Merriam-Webster* define telemedicina como a prática da medicina quando médico e paciente estão amplamente separados utilizando mecanismos de conversa e comunicação visual.

A telemedicina tem o potencial de ser utilizada em várias áreas e especialidades médicas e paramédicas, como uma excelente ferramenta para estratégias de intervenção tanto para pacientes como para profissionais médicos ou paramédicos. Ela permite que profissionais de saúde questionem, coletem informações, façam triagem de pacientes e orientem pais ou familiares ou pacientes em casa. Outros estudos mostram que as especialidades médicas não cirúrgicas têm maior procura, com maior número de consultas efetuadas por telemedicina.

A pandemia de Covid-19, sem dúvida, trouxe grande impulso para esse tipo de tecnologia, ampliando sua utilização e suas possibilidades e tornando seu uso uma medida rotineira em muitos serviços, predominantemente universitários.

A literatura médica enfatiza atualmente três categorias de telemedicina que poderiam ser, mais frequentemente, identificadas e utilizadas:

1. As visitas por telemedicina (uma visita médica utilizando áudio e telecomunicação visual).
2. Averiguação virtual (uma breve comunicação utilizando telefone, aplicativos audiovisuais, textos de mensagens seguros, *e-mail* ou um portal para o paciente).
3. E-visitas com a utilização de um portal *online* para o paciente.

UTILIZAÇÃO ATUAL

A telemedicina pode substituir cuidados em saúde que com frequência eram realizados pessoalmente, reduzindo o risco de transmissão infecciosa e, adicionalmente, diminuindo custos hospitalares.

Hospitais de nível de atendimento terciário, que frequentemente atendem crianças e adolescentes com doenças crônicas e complexas, podem reduzir significativamente o número de visitas e consultas com a presença física, utilizando os recursos da telemedicina, melhorando a qualidade de vida dessas famílias e reduzindo custos hospitalares e sobrecarga de trabalho para funcionários (principalmente durante o período da pandemia de Covid-19). Pacientes com doenças complexas crônicas apresentam deteriorações agudas que podem ser detectadas, orientadas e inicialmente tratadas por telemedicina. Estudos já demonstraram que o uso sistematizado da telemedicina reduziu o número de internações não planejadas.

Uma das grandes vantagens da utilização da telemedicina, principalmente para países com menores recursos econômicos, é a possibilidade de transmitir orientações essenciais para populações distantes e menos favorecidas, incluindo aqueles pacientes gravemente doentes que possam estar em regiões remotas, necessitando de orientações básicas em seus cuidados ou para a prática de um transporte mais seguro.

A telemedicina síncrona utiliza uma interação audiovisual em tempo real entre o profissional de saúde e o paciente e/ou familiar. Por sua vez, a telemedicina assíncrona, em geral, utiliza processos de gravação de conteúdo específico em áudio e vídeo para utilização posterior e em determinada condição (aula, orientação etc.). Outra condição específica em que a telemedicina síncrona pode trazer muitos benefícios é a do transporte do paciente gravemente doente, orientando e prevenindo potenciais complicações antes e durante o trajeto e melhorando as condições clínicas dos pacientes, que podem chegar ao hospital de destino mais estáveis. Para tanto, a tecnologia na telemedicina deve avançar com equipamentos que permitam maior estabilidade de funcionamento em situação de mobilidade. Estudos que identificaram menor utilização em potencial da telemedicina para transporte de crianças e adolescentes gravemente doentes enfatizaram como fatores importantes relacionados: má conectividade, sobrecarga de trabalho manual para os profissionais (dificultando discussões utilizando a telemedicina com profissionais mais experientes) e pouco convencimento sobre as vantagens do método.

O POTENCIAL DA TELEMEDICINA NA TERAPIA INTENSIVA

A distribuição significativamente irregular de leitos de terapia intensiva para crianças e adolescentes no Brasil, com maior número em grandes centros e nas regiões mais ricas, torna ainda mais importante o recurso da telemedicina em nosso país. A possibilidade de orientação de profissionais menos experientes a distância, melhorando a monitorização e o tratamento dos pacientes, trouxe uma nova visão para cuidados intensivos em áreas mais remotas do país. Essa situação tem se mostrado vantajosa em países de altos recursos, mas que também apresentam irregularidade de distribuição de leitos, como nos EUA.

Chen et al. avaliaram 19 estudos na área de tele-UTI e concluíram que programas baseados nessa tecnologia foram associados com redução significativa na mortalidade e no tempo de internação na UTI. Entre os principais fatores que podem prejudicar a utilização da tecnologia estão: custo inicial para implantação, aceitação da equipe multidisciplinar e uma seleção adequada dos pacientes que possam se beneficiar do método. Um fato interessante é que muitos profissionais não confiam na observação, muitas vezes prolongada, por outras pessoas que avaliem sua rotina de serviço e suas condutas. A tele-UTI requer como componentes essenciais uma comunicação transparente com a utilização de *hardware* adequado, programas de computação especializados na área e boa conectividade.

A existência de desastres naturais (terremotos, erupções vulcânicas, temporais e enchentes) ou consequentes à ação humana (ataques em massa a tiros, extremismos violentos, ataques químicos ou biológicos ou nucleares e conflitos de guerra) se tornou mais um campo de utilização de grande eficiência dos métodos de telemedicina.

Durante a pandemia houve grande aumento do número de leitos em terapia intensiva, com número insuficiente de profissionais médicos e de enfermagem disponíveis. Nesse cenário, orientações e apoio científico/profissional a distância foram essenciais para o sucesso na terapêutica de muitos casos. A tele-UTI desempenhou também papel fundamental na reciclagem e educação continuada de todos os profissionais envolvidos com a pandemia. O *burnout* dos profissionais pôde ser avaliado e orientado por psiquiatras e psicólogos por meio de teleconsultas. A utilização de várias plataformas de contato (Microsoft Teams, Zoom, Apple FaceTime etc.) foi aperfeiçoada, gerando maior estabilidade e confiabilidade. Para situações que exijam maior rapidez e permitam maior improvisação no contato, este poderia ser realizado de forma mais simplificada utilizando aplicativos como o WhatsApp, que permite conversação por telefone, chamada face a face ou mensagens de texto de rápida resposta.

Outro fato relevante relacionado ao ensino em terapia intensiva é que as mídias sociais estão revolucionando a sistemática de passagem de informações. "Mídia social" descreve uma miríade de dados localizados na nuvem e aplicativos da *web* que permitem às pessoas criarem conteúdo de troca de informações. O Conselho Geral de Medicina do Reino Unido utiliza o termo para incluir *blogs* e *microblogs* (tais como o Twitter), *internet forums* (tais como doctors.net), conteúdos para a comunidade (tais como YouTube e Flickr) e *social networking sites* (tais como Facebook e LinkedIn). O Quadro 1 descreve algumas mídias sociais advindas, principalmente, do uso do Twitter.

A utilização de mídias sociais e as vias de educação médica de acesso livre têm o poder de facilitar trocas de informações globais sobre pontos controversos da literatura médica, mas com significativo impacto na prática clínica. Dessa forma, é possível acompanhar conferências remotamente

QUADRO 1 Relevantes *hashtags* de educação médica e seus descritores

Nome da *hashtag*	Especialidade ou assunto
#FOAMed	Medicina em geral
#FOAMcc	Medicina intensiva
#FOAMem	Emergências médicas
#FOAMim	Medicina interna
#FOAMped	Pediatria
#FOAMres	Medidas para ressuscitação cardiopulmonar
#FOAMsim	Simulações em medicina
#FOAMtox	Toxicologia
#FOAMus	Ultrassonografia
#FOANed	Enfermagem
#MedEdFOAM	Educação médica continuada
#POCUS	Ultrassom *point-of-care*

Fonte: elaboração dos autores.

(mas em tempo real), auxiliar usuários no desenvolvimento de redes de profissionais com os mesmos objetivos e consolidar informações e conceitos.

A pandemia de Covid-19 trouxe grande pressão de trabalho para todo o corpo de funcionários das UTI. A ansiedade e o medo de lidar com uma doença potencialmente fatal associada à sobrecarga de trabalho trouxe grande número de licenças, falta de pessoal disponível e necessidade de rápida circulação de informações. Os recursos de telemedicina auxiliaram sobremaneira na atualização de informações e na homogeneidade de condutas dentro da equipe multiprofissional. O uso de dispositivos como celulares, *tablets* e computadores facilitou inclusive o contato entre familiares e pacientes, assim como com outros profissionais, durante a pandemia.

Outros serviços baseados em telemedicina têm apresentado aumento significativo, quer em utilização como em importância, entre os quais podemos destacar: telefarmácia (pode agilizar o serviço de reconhecimento e entrega de doses unitárias de medicamentos para a terapia intensiva), telediálise (pode agilizar todos os processos para que a efetivação do processo dialítico seja mais rápida, reduzindo o risco de hipervolemia ou de complicações metabólicas no paciente gravemente doente), tele-AVC (com a utilização de protocolos programados, pode melhorar o reconhecimento e facilitar o tratamento de pacientes com acidente vascular cerebral, reduzindo a letalidade e a possibilidade de sequelas) e as várias possibilidades de troca de orientações com os serviços de tele-emergências.

As principais barreiras para a implantação de serviços de tele-UTI são: regras de regulação do procedimento em cada estado e/ou país, estabelecimento de estruturas de compensação para o investimento realizado, boa estrutura de conectividade e vulnerabilidades ligadas à cibersegurança.

Aspectos ainda pouco discutidos e que se tornam cada vez mais relevantes na tele-UTI incluem: licenças para a prática, credenciamento, financiamento, responsabilização por má prática e remuneração de serviços.

CONCLUSÃO

Vários procedimentos, dispositivos e técnicas podem ser considerados quando lembramos do termo tele-UTI, e há grandes possibilidades nessa área em um futuro próximo. Entretanto, mais pesquisas são necessárias para uma implantação mais fácil e menos custosa, com algoritmos (incluindo inteligência artificial) que possibilitem uma orientação adequada dos profissionais, baseada em certificação, padronização de processos e no estabelecimento de metodologias efetivas de treinamento e utilização.

SUGESTÕES DE LEITURA

1. Berg EA, Picoraro JA, Miller SD, et al. Covid-19: a guide to rapid implementation of telehealth services: a playbook for the pediatric gastroenterologist. J Pediatr Gastroenterol Nutr. 2020;70(6):734-40.
2. Cadogan M, Thoma B, Chan TM, Lin M. Free open access meducation (Foam): the rise of emergency medicine and critical care blogs and podcasts (2002-2013). Emerg Med J. 2014;31(e1):e76-7.
3. Charash WE, Caputo MP, Clark H, et al. Telemedicine to a moving ambulance improves outcome after trauma in simulated patients. J Trauma. 2011;71(1):49-54.
4. Charles BL. Telemedicine can lower costs and improve access. Healthc Financ Manage. 2000;54(4):66-9.
5. Chen J, Sun D, Yang W, et al. Clinical and economic outcomes of telemedicine programs in the intensive care unit: a systematic review and meta-analysis. J Intensive Care Med. 2018;33(7):383-93.
6. De Simone S, Franco M, Servillo G, Vargas M. Implementations and strategies of telehealth during Covid-19 outbreak: a systematic review. BMC Health Serv Res. 2022;22(1):833.
7. Else H. Radical open-access plan could spell end to journal subscriptions. Nature. 2018;561(7721):17-8.
8. Ferro F, Tozzi AE, Erba I, et al. Impact of telemedicine on health outcomes in children with medical complexity: an integrative review. Eur J Pediatr. 2021;180(8):2389-400.
9. Ganapathy K, Haranath SP, Baez AA, Scott BK. Telemedicine to expand access to critical care around the world. Crit Care Clin. 2022;38(4):809-26.
10. Gleich SJ, Myers LA, Montgomery MD, et al. Low utilization of synchronous telemedicine in pediatric critical care interfacility transport: barriers and lessons. Air Med J. 2022;41(4):385-90.
11. Hron JD, Parsons CR, Williams LA, et al. Rapid implementation of an inpatient telehealth program during the Covid-19 pandemic. Appl Clin Inform. 2020;11(3):452-9.
12. Kane-Gill SL, Rincon F. Expansion of telemedicine services: telepharmacy, telestroke, teledialysis, tele-emergency medicine. Crit Care Clin. 2019; 35(3):519-33.
13. Monaghesh E, Hajizadeh A. The role of telehealth during Covid-19 outbreak: a systematic review based on current evidence. BMC Public Health. 2020;20(1):1193.
14. Udeh C, Udeh B, Rahman N, et al. Telemedicine/virtual ICU: where are we and where are we going? Methodist Debakey Cardiovasc J. 2018;14(2):126-33.

12

Telemedicina nas especialidades pediátricas, doenças complexas e doenças raras

Caroline Gouveia Buff Passone
Rachel Sayuri Honjo Kawahira

PONTOS-CHAVE DESTE CAPÍTULO

- Compreender o papel da telemedicina no cuidado das especialidades pediátricas, doenças complexas e raras.
- Citar as aplicações da telemedicina no manejo e acompanhamento de crianças com diabetes tipo 1.
- Citar as aplicações da telemedicina no cuidado de pacientes com doenças raras.

INTRODUÇÃO

As condições crônicas, definidas por um estado permanente de doença ou incapacidade, abrangem uma ampla categoria de problemas de saúde com causas biológicas, psicológicas ou cognitivas. Nessas se enquadram doenças transmissíveis, tais como HIV/aids e tuberculose; e doenças não transmissíveis, como doenças cardiovasculares, diabetes, câncer, doenças genéticas, doenças respiratórias, gastroenterológicas, hematológicas e transtornos mentais de longo prazo.

A prevalência de condições crônicas na infância aumentou em mais de 400% nos últimos 50 anos, o que favorece a ocorrência de comorbidades, grande número de internações, com maior permanência hospitalar e alto grau de mortalidade. Crianças e adolescentes com condições crônicas demandam altas taxas de readmissão hospitalar, como exemplificado em um estudo de coorte em 37 hospitais pediátricos nos EUA com uma amostra de 69.294 crianças. Do total, 18,8% foram readmitidas no serviço, e 89% delas apresentavam condições crônicas e 52,6% usavam dispositivos tecnológicos. Um estudo em hospital pediátrico quaternário brasileiro apontou que pacientes seguidos por três ou mais especialidades realizavam maior número de consultas ambulatoriais ao ano (em torno de 4 a 12), maior número de visitas a emergência, hospitalizações e óbitos, gerando importante impacto na rotina e na qualidade de vida da criança e seus familiares.

O atendimento ambulatorial a crianças e adolescentes em condição crônica deve contemplar a assistência integral, sendo contínuo e programado, e englobar o agendamento periódico de consultas, monitoramento, exames e procedimentos. Dessa forma, a telepediatria surge oferecendo suporte, interatividade e expansão ao avanço tecnológico e integrando as diversas necessidades desses pacientes. Além disso, a abordagem deve ser centrada no cuidado humano e na promoção da qualidade de vida. Nosso objetivo, neste capítulo, será mapear as evidências relacionadas à telessaúde no atendimento ambulatorial de crianças e adolescentes com condições crônicas, identificando as estratégias implementadas e seus impactos na continuidade do cuidado.

O IMPACTO DA TELEMEDICINA NAS DIVERSAS DOENÇAS CRÔNICAS

A população de alta prioridade com doenças crônicas é a das chamadas crianças com complexidade médica. Estas são altamente dependentes dos serviços de saúde, de sistemas tecnológicos para apoiar suas funções vitais, e apresentam múltiplas necessidades de saúde. Um dos principais desafios ligados a esses pacientes consiste em encontrar soluções para monitorá-los em casa, evitando a reinternação e o surgimento de complicações. Um estudo randomizado controlado em uma universidade americana que comparou o uso de telemedicina em 422 pacientes (209 participaram de consultas presenciais e telemedicina *vs.* 213 apenas consultas presenciais) mostrou uma redução no número de dias fora de casa (12,94 *vs.* 16,94 por criança-ano) e de doença grave (0,29 *vs.* 0,62 por criança-ano), e um custo ao sistema de saúde de US$33.718 *vs.* US$41.281 por criança-ano, respectivamente.

Sistemas especializados de telemedicina, telessaúde e telemonitoramento parecem reduzir hospitalizações e visitas não planejadas, diminuir os custos totais para serviços de saúde e famílias e aumentar a satisfação dos familiares. Nenhum efeito foi encontrado na qualidade de vida das crianças e suas famílias.

Em adultos, há uma vasta experiência em doenças crônicas. Recente metanálise mostrou efeitos positivos no manejo da hipertensão e da artrite reumatoide em intervenções de 6 meses e sugeriu intervenções de 12 meses no manejo do diabetes com adequada qualidade de evidência. Houve melhora das emoções negativas associadas ao tratamento e aumento de adesão ao uso das medicações.

Estudos de telepediatria no seguimento de artrite reumatoide, anemia falciforme e fibrose cística corroboram esses dados em intervenções de curto prazo durante a pandemia e exemplificam a expansão do telemonitoramento nas doenças crônicas na pediatria.

A telemedicina também é usada para gerenciar pacientes com doenças infecciosas crônicas, como vírus da imunodeficiência humana (HIV), vírus da hepatite C (HCV) e tuberculose, com melhora da adesão à terapêutica e benefícios clínico-laboratoriais. Na África, vários estudos apontam para a efetividade de intervenções telefônicas e/ou SMS no acompanhamento de gestações e pós-parto de mulheres com HIV, especialmente daquelas em regiões remotas. Iniciativas no Reino Unido e na

Irlanda incluem a assistência mensal de uma equipe de especialistas multidisciplinares a pediatras gerais de regiões remotas que tratavam bebês e crianças no período perinatal infectados pelo HIV.

Outro potencial uso da telessaúde na pediatria é a na assistência de crianças e adolescentes com condições físicas crônicas com necessidades psicológicas ou distúrbios psiquiátricos, tais como depressão e ansiedade. Há poucos estudos nessa área, mas há possibilidade de utilizar recursos tecnológicos e digitais para o desenvolvimento de intervenções que possam beneficiar esse tipo de população.

Em relação à incorporação das teleinterconsultas contínuas e com periodicidade (mensal a trimestral) e estratégias de tele-educação terapêutica estruturada, os centros de doenças raras franceses pediátricos são uma referência atual, com um fluxo organizado e de fácil acesso aos médicos e pacientes.

Entre as modalidades que estão sendo praticadas na telepediatria nas doenças crônicas, destacam-se a teleassistência, englobando teleatendimento, teleconsulta de orientação e telemonitoramento, além de teleinterconsulta, teleconsultoria, telediagnóstico e tele-educação. Neste capítulo serão exemplificadas as aplicações no diabetes tipo 1 (DM1) e nas doenças raras pediátricas.

O EXEMPLO DO DIABETES TIPO 1

Em todo o mundo, estima-se que existam 132.600 novos casos de DM1 em jovens menores de 19 anos, o que pode comprometer o crescimento, o desenvolvimento e o ajuste psicossocial desses pacientes. O Brasil é o terceiro país com maior número de casos – estima-se que mais de 92,3 mil crianças e adolescentes brasileiros tenham DM1.

O diabetes diagnosticado na infância tem maior risco de complicações em estágio inicial da vida, o que pode levar a uma redução de 10 a 20 anos na expectativa média de vida, especialmente nos países em desenvolvimento. Indivíduos com diabetes que têm menos acesso à educação para diabetes têm um risco 40% maior de morte prematura em comparação com aqueles que estão altamente envolvidos em seus cuidados. A rotina do núcleo familiar muda irreversivelmente para o manejo do diabetes, que envolve o uso de insulinoterapia, monitoramento constante de glicose e adaptação dos hábitos de vida.

A Ispad (Sociedade Internacional de Diabetes Pediátrico) considera a manutenção dos níveis de hemoglobina glicada (Hb1Ac) abaixo de 7% para a faixa etária pediátrica o principal objetivo para reduzir o risco de complicações microvasculares (retinopatia diabética, doença renal e neuropatia), macrovascular (infarto do miocárdio e acidente vascular cerebral) e a incapacidade associada ao diabetes. No entanto, os principais registros de DM1 no mundo (DPV, T1DExchange, NPDA), bem como a última pesquisa brasileira, mostram que menos de 20% dos pacientes atingem as metas estabelecidas.

A aplicação de tecnologia visando melhorar o tratamento dos pacientes portadores de DM1 data do final da década de 1970, com o desenvolvimento de sistemas de infusão contínua de insulina. Porém, foi no início do século XXI que foram realizados grandes avanços, tais como a incorporação dos sensores de glicemia intersticial à prática clínica, a ampliação das teleconsultas, o surgimento de canetas de insulina inteligentes, o desenvolvimento de plataformas e aplicativos em nuvem para melhor gestão do tratamento e, mais recentemente, a automatização na administração de insulina nos sistemas de infusão contínua junto a esses sensores. Estratégias relacionadas ao ensino eletrônico (dispositivos móveis e aplicativos, *videogames*, jogos e ambientes virtuais) têm sido utilizadas nessa população e demonstram auxiliar no autocuidado e a reduzir a Hb1Ac.

Inicialmente, as plataformas para *download* dos glicosímetros foram a porta de entrada para esse processo, auxiliando na compreensão médica dos controles glicêmicos. Porém, foram o desenvolvimento e a expansão do uso dos sensores de glicemia que permitiram o monitoramento contínuo no nível populacional. Dispositivos como o sensor Freestyle Libre permitiram o fácil acesso ao médico, ao paciente e a seus familiares às plataformas em nuvem. Pelo aplicativo em celular ou pela plataforma *online* é possível acompanhar tendências, registrar as doses de insulina utilizadas e a ingesta de carboidratos dos pacientes ao longo do dia.

Os diversos sistemas de infusão contínua de insulina (Sici) utilizados no Brasil (Medtronic e Roche) também possuem plataformas específicas nas quais é possível acompanhar as glicemias capilares, os sensores de glicemia, as aplicações de insulina, as trocas de cateter de insulina, entre outras vantagens. Dessa forma é possível ter uma compreensão melhor do autocuidado do paciente e de sua adesão ao tratamento. As condutas médicas são realizadas em tempo real e podem auxiliar os pacientes a alcançarem as metas estabelecidas.

O sistema mais recente de infusão contínua de forma automatizada Medtronic 780G (primeiro sistema em alça fechada no Brasil) é capaz de integrar 5 aparelhos portáteis e a plataforma *online*. Nesse sistema, as doses de insulina basal já são realizadas pelo aparelho de forma contínua para controle da hipoglicemia e hiperglicemia por meio de um algoritmo embebido de inteligência artificial. O médico pode seguir o paciente na plataforma e fazer ajustes na relação insulina/carboidrato, trabalhando em conjunto com esse sistema.

Outro avanço que contribui com a melhora do controle glicêmico em pacientes com DM1 é a incorporação das calculadoras de bólus, seja em Sici ou em aplicativos de telefone para usuários de múltiplas injeções diárias. Elas ajudam pacientes com diabetes na determinação de carboidratos e na dosagem de correção.

Mais recentemente surgiram as canetas de insulina inteligentes visando à simplificação da administração de insulina, o ajuste de doses e a melhor visualização pelo médico das doses aplicadas. Essas canetas fornecem um registro do tempo exato e a quantidade de insulina administrada em cada dose, e os dados coletados podem ser baixados para um banco de dados em nuvem e visualizados em um programa especializado ou aplicativo. Combinando dados dos sensores de glicemia aos das canetas de insulina inteligentes, é possível fornecer um cenário mais completo do diabetes, evidenciando aos profissionais de saúde as razões para o controle glicêmico inadequado. Em um estudo realizado em adultos, após a introdução de uma caneta inteligente para administração de insulina basal e/ou bólus, os pacientes passaram mais tempo no intervalo-alvo chamado de TIR – *time in range* – (70 a 180 mg/dL) e menos tempo em hipoglicemia grave (< 54 mg/dL), além de um número menor de omissão de doses. Além disso, sistemas com algoritmos inteligentes podem ser embebidos nesses sistemas, auxiliando o usuário na decisão de dose. A primeira caneta de insulina inteligente (SIP) até o momento, chamada InPen, foi aprovada pelo Food and Drug Administration (FDA) em 2017, e está disponível nos EUA para pessoas com diabetes. A InPen conecta-se via *bluetooth* aos sensores de monitorização glicêmica ou aparelhos de glicemia capilar com *bluetooth*; cria um histórico das doses aplicadas, horários, ingesta de carboidratos (CHO), gráficos de glicose; indica a dose de insulina a ser aplicada de acordo com a contagem de CHO e o fator de sensibilidade; conecta-se com *smartphone* e *smartwatch* a partir de um aplicativo.

No Brasil, temos a caneta NovoPen Echo Plus (Novo Nordisk), um exemplo de caneta de insulina digital que fornece dados retrospectivos e precisos de doses de insulina e horários em que foram administradas, que podem ser vistos em um visor na própria caneta, sem conexão com outro dispositivo. Várias outras canetas de insulina e produtos relacionados, incluindo tampas ou acessórios para canetas de insulina, estão em diferentes estágios de desenvolvimento e comercialização.

O uso das tecnologias demonstrou melhorar o controle glicêmico dos pacientes com DM1. Apesar disso, a integração de tecnologias de diabetes no cuidado com crianças com diabetes permanece variável, com evidências de disparidades no cuidado de jovens de raças e etnias de origens minoritárias e de *status* socioeconômico mais baixo. Uma metanálise recente destacou que a maior parte da literatura existente sobre terapia com bomba em jovens com DM1 reflete estudos conduzidos em países de alta renda, com apenas 38% relatando raça/etnia da população incluída e < 25% de estudos fornecendo detalhes sobre o *status* socioeconômico da família, ocupação dos pais e escolaridade/alfabetização dos pais. Mesmo assim, uma subanálise de indivíduos de grupos historicamente desfavorecidos sugeriu que o uso de tecnologias para diabetes melhorou em geral a glicemia.

A tele-educação pode ser muito útil em diabetes. Tratando-se de uma doença crônica para cujo seguimento a educação é fundamental, foram criados diversos programas educacionais em plataformas digitais visando ao empoderamento do paciente, ao autocuidado, à melhora da contagem de carboidrato, à abordagem do medo de hipoglicemia e às estratégias com o objetivo de reduzir a ansiedade relacionada à doença. Destaca-se a melhora do autocuidado, o melhor controle metabólico e a satisfação dos pacientes nessas iniciativas.

Dessa forma, as iniciativas de teleconsulta, teleinterconsulta, telemonitoramento e tele-educação são preciosas e devem ser amplamente incentivadas nessa patologia, especialmente junto aos menos favorecidos.

O EXEMPLO DAS DOENÇAS RARAS

A definição de doença rara varia de acordo com o país ou região, mas pode ser usada para as doenças que ocorrem com uma prevalência entre 40 e 50 casos em 100 mil pessoas. No Brasil, considera-se doença rara aquela que afeta até 65 pessoas em cada 100 mil indivíduos, ou seja, 1,3 pessoa para cada 2 mil indivíduos. Uma das dificuldades enfrentadas pelas famílias de pacientes com doenças raras é o atraso diagnóstico, que muitas vezes é ocasionado pela dificuldade de atendimento por médicos familiarizados com esse tipo de doença.

Cerca de 70% das doenças raras são genéticas, por isso o médico geneticista é tipicamente o responsável pela maioria das investigações diagnósticas e pelo seguimento nesse campo. No Brasil, assim como em outros países do mundo, há um número restrito de médicos especializados nessa área. No último censo médico realizado pela Associação Médica Brasileira, havia 407 médicos geneticistas no Brasil, concentrados principalmente nos grandes centros urbanos.

Um estudo europeu com 163 famílias de pacientes com diagnóstico de doenças raras em uma região da Espanha evidenciou que cerca de 50% tiveram atraso diagnóstico (mais de 1 ano após o início dos sintomas), metade dos pacientes teve um atraso de mais de 5 anos e 25% tiveram um atraso de mais de 11 anos. Estudo brasileiro sobre as percepções de pacientes e profissionais de saúde em relação às dificuldades no diagnóstico e tratamento das doenças raras revelou que, entre os profissionais, havia um desconforto devido ao sistema de referência e contrarreferência, por ser lento e inefetivo.

A telemedicina, muito impulsionada no Brasil e no mundo após a pandemia de Covid-19, pode oferecer estratégias efetivas para diminuir a jornada diagnóstica e o seguimento das famílias com doenças raras.

Primeiramente, a escassez de médicos especialistas em genética, principalmente em regiões distantes de centros urbanos, poderia ser em parte superada pela disponibilização de teleconsultas com um médico de um centro de referência. Um estudo realizado em região rural da Flórida (EUA) relata a experiência da avaliação de pacientes previamente selecionados, com demandas menos complexas na área de genética clínica, por telemedicina, com o auxílio de um médico pediatra local. Após 26 anos de estudo, 40/50 (80%) famílias retornaram o questionário de satisfação. Todos os indivíduos expressaram forte concordância ou concordância que a avaliação de suas crianças havia sido apropriada, suficiente e com proteção suficiente da privacidade da criança. No início do estudo, o tempo de espera para uma consulta inicial com os especialistas de genética era de 16,9 meses. Ao final do estudo, esse tempo baixou para 3 meses.

No Brasil, onde o problema de acesso à tecnologia e/ou a conexão à internet podem ser uma barreira em áreas menos favorecidas, a criação de salas equipadas em postos do Sistema Único de Saúde poderia ajudar na oportunidade de pacientes com suspeita de doenças raras serem avaliados por um especialista a distância, com ou sem a presença de um médico local.

O estado do Rio Grande do Sul hospeda um dos mais importantes centros de genética médica do país. Há décadas, várias redes de apoio a diagnóstico a doenças raras, principalmente com foco nas áreas de erros inatos do metabolismo e neurogenética, têm expandido o acesso a exames especializados e orientações de especialistas. O "Alô Genética" é um projeto do Serviço de Genética Médica do Hospital das Clínicas de Porto Alegre (SGM/HCPA-UFRGS), que tem como objetivo principal dar suporte aos profissionais que atuam na atenção primária à saúde para esclarecimento de dúvidas e orientação sobre casos com suspeita de doença genética, dando suporte para o encaminhamento e/ou manejo desses pacientes e suas famílias na atenção básica. Em parceria com um programa de telessaúde, o "Alô Genética" é usado no processo de triagem para serviços locais de genética médica do Sistema Único de Saúde (SUS).

O Colégio Americano de Genética Médica e Genômica (ACMG) publicou em 2022 um artigo sobre as considerações para os formuladores de políticas em relação à telegenética. Nesse documento, enfatiza-se a necessidade de ampla cobertura de serviços de telegenética para diminuir a inequidade de acesso aos serviços especializados de genética, tanto de pacientes novos quanto dos que já estão em seguimento. A entidade também reforça que se deve garantir o adequado pagamento/reembolso pelos serviços de telegenética, que não devem ser inferiores aos valores ofertados para consultas presenciais.

A implantação de protocolos estruturados, visando à avaliação conjunta do médico pediatra e de um médico geneticista, na presença ou não do paciente (teleconsulta ou teleinterconsulta, respectivamente), pode encurtar a jornada diagnóstica do paciente, uma vez que a orientação inicial de investigação, seja por exames gerais ou exames genéticos iniciais, pode ser feita a distância.

Além disso, em pacientes já diagnosticados com uma doença rara, o telemonitoramento pode ser realizado para o acompanhamento e a monitorização de tratamento de pacientes que moram longe dos centros de referência, melhorando a adesão. A orientação do médico geneticista a outros profissionais de saúde que assistem o paciente localmente pode ser possível pela teleconsultoria e facilita o cuidado multidisciplinar tão necessário nas doenças raras, que muitas vezes são multissistêmicas e/ou complexas.

Vários estudos apontam que há boa aceitação por parte dos pacientes e dos profissionais de saúde em relação à telegenética e que esta melhora o acesso a comunidades sem serviços de genética facilmente disponíveis. Os principais benefícios incluem custo-efetividade e a possibilidade de evitar viagens para ter a avaliação de especialistas, além de um menor tempo de espera. Entretanto, alguns pacientes reportaram que suas necessidades psicossociais não foram totalmente sanadas. Por parte dos profissionais de saúde, alguns relatos revelaram que poderia haver mais dificuldade em estabelecer um vínculo empático e na leitura e resposta a sinais de linguagem não verbal nas interações realizadas por telemedicina.

Na genética, assim como nas outras especialidades médicas, a tele-educação pode ser utilizada na capacitação de profissionais médicos e não médicos em tópicos específicos e nos sinais de alerta de encaminhamento especializado, além de servir como meio de orientação aos cuidadores sobre medidas específicas de cuidado para cada doença.

CONCLUSÃO

Apesar de ser uma modalidade que ganhou maior adesão após a pandemia de Covid-19, a telepediatria já se apresenta com muitas vantagens potenciais na assistência de crianças com doenças crônicas e complexas.

Uma vantagem primária aos pacientes é a maior acessibilidade a cuidados especializados, principalmente para populações isoladas, para as quais a falta de acesso é um dos principais obstáculos para a obtenção de um atendimento ideal. Pode haver economia de tempo aos doentes, redução da distância a percorrer ou menor deslocamento entre cidades e redução do número de dias de ausência escolar ou de trabalho do acompanhante. As estratégias educacionais podem ser ampliadas e oferecidas de forma mais individualizada. Nas doenças que incorporaram dispositivos eletrônicos, com monitoramento contínuo, as orientações ocorrem em tempo real e podem prevenir complicações e graves desfechos, especialmente no DM1 e nas crianças com complexidade médica.

Na esfera médica, a telepediatria pode oferecer um acompanhamento mais contínuo e pormenorizado do indivíduo. Pode promover a redução de cancelamentos e atrasos, bem como permitir a avaliação conjunta por diferentes especialidades e/ou profissionais de saúde envolvidos no cuidado das crianças e adolescentes com doenças complexas e crônicas.

Entretanto, na área da pediatria, uma das limitações enfrentadas pela telemedicina é a impossibilidade de um exame físico completo, ou a dificuldade de exame em casos de problemas técnicos ou de conexão. Por esse motivo, a avaliação de crianças menores de 2 anos de idade pode exigir mais consultas presenciais. Dados de crescimento também podem ser prejudicados nas doenças crônicas por aferições inadequadas ou falta destas.

Questões legais, de reembolso, segurança e diretrizes estão em desenvolvimento global e localmente, com a publicação de regulamentações recentes dos órgãos competentes, o que pode contribuir sobremaneira com a maior confiança e adesão à telemedicina na prática médica do cuidado de crianças e adolescentes com doenças crônicas, nas mais diversas especialidades.

SUGESTÕES DE LEITURA

1. Adolfsson P, Björnsson V, Hartvig NV, et al. Improved glycemic control observed in children with type 1 diabetes following the introduction of smart insulin pens: a real-world study. Diabetes Ther. 2022;13(1):43-56.
2. Arrieta A, Battelino T, Scaramuzza AE, et al. Comparison of MiniMed 780G system performance in users aged younger and older than 15 years: evidence from 12870 real-world users. Diabetes Obes Metab. 2022;24(7):1370-9.
3. Badawy SM, Cronin RM, Hankins J, et al. Patient-centered eHealth interventions for children, adolescents, and adults with sickle cell disease: systematic review. J Med Internet Res. 2018;20(7):e10940.
4. Blissett R, Blissett D, Levrat-Guillen F, et al. FreeStyle libre flash glucose monitoring system for people with type 1 diabetes in the UK: a budget impact analysis. BMJ Open Diabetes Res Care. 2022;10(2):e002580.
5. Brandão IA, Whitaker MC, Oliveira MM, et al. Jogos eletrônicos na atenção à saúde de crianças e adolescentes: revisão integrativa. Acta Paul Eferm. 2019;32(4):464-9.
6. Burke BL Jr, Hall RW; Section on Telehealth Care. Telemedicine: pediatric applications. Pediatrics. 2015;136(1):e293-308.
7. Casemiro LKDDS, Lopes-Júnior LC, Jardim FA, et al. Telehealth in outpatient care for children and adolescents with chronic conditions during the Covid-19 pandemic: a scoping review protocol. PLoS One. 2022;17(6):e0269821.
8. Castellana M, Parisi C, Di Molfetta S, et al. Efficacy and safety of flash glucose monitoring in patients with type 1 and type 2 diabetes: a systematic review and meta-analysis. BMJ Open Diabetes Res Care. 2020;8(1):e001092.
9. Ferro F, Tozzi AE, Erba I, et al. Impact of telemedicine on health outcomes in children with medical complexity: an integrative review. Eur J Pediatr. 2021;180(8):2389-400.
10. Gimenez-Lozano C, Páramo-Rodríguez L, Cavero--Carbonell C, et al. Rare diseases: needs and impact for patients and families: a cross-sectional study in the Valencian Region, Spain. Int J Environ Res Public Health. 2022;19(16):10366.
11. Gomes MB, Cobas RA, Matheus AS, et al. Regional differences in clinical care among patients with type 1 diabetes in Brazil: Brazilian Type 1 Diabetes Study Group. Diabetol Metab Syndr. 2012;4(1):44.
12. Gorrie A, Gold J, Cameron C, et al. Benefits and limitations of telegenetics: a literature review. J Genet Couns. 2021;30(4):924-37.
13. Heinemann L, Schnell O, Gehr B, et al. Digital diabetes management: a literature review of smart insulin pens. J Diabetes Sci Technol. 2022;16(3):587-95.
14. Saúde de A a Z. Disponível em: https://www.gov.br/saude/pt-br/assuntos/saude-de-a-a-z/d/doencas--raras. Acesso em: 1 abr. 2023.
15. International Diabetes Federation (IDF). IDF Diabetes Atlas 10th edition. 2021. Disponível em: https://diabetesatlas.org/idfawp/resource-files/2021/07/IDF_Atlas_10th_Edition_2021.pdf. Acesso em: 10 jun. 2023.
16. Kompala T, Neinstein AB. Smart insulin pens: advancing digital transformation and a connected diabetes care ecosystem. J Diabetes Sci Technol. 2022;16(3):596-604.
17. Kubendran S, Sivamurthy S, Schaefer GB. A novel approach in pediatric telegenetic services: geneticist, pediatrician and genetic counselor team. Genet Med. 2017;19(11):1260-7.
18. Lopes MT, Koch VH, Sarrubbi-Junior V, et al. Difficulties in the diagnosis and treatment of rare diseases according to the perceptions of patients, relatives

and health care professionals. Clinics (Sao Paulo). 2018;73:e68.

19. Ma Y, Zhao C, Zhao Y, et al. Telemedicine application in patients with chronic disease: a systematic review and meta-analysis. BMC Med Inform Decis Mak. 2022;22(1):105.
20. Mosquera RA, Avritscher EBC, Pedroza C, et al. Telemedicine for children with medical complexity: a randomized clinical trial. Pediatrics. 2021;148(3):e2021050400.
21. Nguengang Wakap S, Lambert DM, Olry A, et al. Estimating cumulative point prevalence of rare diseases: analysis of the Orphanet database. Eur J Hum Genet. 2020;28(2):165-73.
22. O'Brien S, Nadel S, Almossawi O, Inwald DP. The impact of chronic health conditions on length of stay and mortality in a general Picu. Pediatr Crit Care Med. 2017;18(1):1-7.
23. Pagliazzi A, Mancano G, Forzano G, et al. Genetic counseling during Covid-19 pandemic: Tuscany experience. Mol Genet Genomic Med. 2020;8(10):e1433.
24. Pappalardo M, Fanelli U, Chiné V, et al. Telemedicine in pediatric infectious diseases. Children (Basel). 2021;8(4):260.
25. Passone CGB, Grisi SJ, Farhat SC, et al. Complexity of pediatric chronic disease: cross-sectional study with 16,237 patients followed by multiple medical specialties. Rev Paul Pediatr. 2019;38:e2018101.
26. Richter T, Nestler-Parr S, Babela R, et al.; International Society for Pharmacoeconomics and Outcomes Research Rare Disease Special Interest Group. Rare disease terminology and definitions: a systematic global review: report of the Ispor Rare Disease Special Interest Group. Value Health. 2015;18(6):906-14.
27. Roussel R, Riveline JP, Vicaut E, et al. Important drop in rate of acute diabetes complications in people with type 1 or type 2 diabetes after initiation of flash glucose monitoring in France: The relief study. diabetes care. 2021;44(6):1368-76.
28. Sanal G, Shijin S, Krishna V, et al. Empowering patients with type 1 diabetes through a multidisciplinary team--assisted, technology-enabled education program. Curr Diabetes Rev. 2023;19(4):e200522205073.
29. Scheffer, M. et al. Demografia Médica no Brasil 2023. São Paulo: FMUSP, AMB; 2023. 344p.
30. Scott R, Mars M. Telehealth in the developing world: current status and future prospects. Smart Homecare Technology and TeleHealth. 2015;3:25-37.
31. Sherr JL, Hermann JM, Campbell F, et al; T1D Exchange Clinic Network, the DPV Initiative, and the National Paediatric Diabetes Audit and the Royal College of Paediatrics and Child Health registries. Use of insulin pump therapy in children and adolescents with type 1 diabetes and its impact on metabolic control: comparison of results from three large, transatlantic paediatric registries. Diabetologia. 2016;59(1):87-91.
32. Sherr JL, Tauschmann M, Battelino T, et al. Ispad clinical practice consensus guidelines 2018: diabetes technologies. Pediatr Diabetes. 2018t;19(Suppl 27):302-25.
33. Sherr JL, Tauschmann M, Battelino T, et al. Ispad clinical practice consensus guidelines 2018: diabetes technologies. Pediatr Diabetes. 2018;19(Suppl 27):302-25.
34. Sobrinho LMF, Viana MM, de Aguiar MJB, Monteiro A. O caso de uso da teleinterconsulta médica no cuidado de crianças com suspeita de doenças raras durante a pandemia da Covid-19. In: Rodrigues LS, Monteiro A, Neves MFT (orgs.). Experiências e impacto da pandemia pela Covid-19 no complexo de Saúde UERJ. Rio de Janeiro: EdFCM UERJ; 2021. p.611-6.
35. Solomon GM, Bailey J, Lawlor J, et al. Patient and family experience of telehealth care delivery as part of the CF chronic care model early in the Covid-19 pandemic. J Cyst Fibros. 2021;20 (Suppl 3):41-46.
36. Soltész G, Patterson C, Dahlquist G. Global trends in childhood type 1 diabetes. In: International Diabetes Federation. Diabetes Atlas third edition. IDF. Brussels; 2006. p.154-90.
37. Stalker HJ, Wilson R, McCune H, et al. Telegenetic medicine: improved access to services in an underserved area. J Telemed Telecare. 2006;12(4):182-5.
38. Szadkowska A, Gawrecki A, Michalak A, et al. Flash glucose measurements in children with type 1 diabetes in real-life settings: to trust or not to trust? Diabetes Technol Ther. 2018;20(1):17-24.
39. Thabrew H, Stasiak K, Hetrick SE, et al. E-Health interventions for anxiety and depression in children and adolescents with long-term physical conditions. Cochrane Database Syst Rev. 2018;8(8):CD012489.
40. Tumulak MJR, Pascua AV, Jover EJM, et al. Genetic counseling in the time of Covid-19: the Philippine experience with telegenetics. J Genet Couns. 2021;30(5):1285-91.
41. Vieira TA, Trapp FB, Souza CFM, et al. Information and Diagnosis Network – tools to improve diagnosis and treatment for patients with rare genetic diseases. Genet Mol Biol. 2019;42(1 suppl 1):155-164.
42. Votre annuaire ETP maladies rares. L'Education Théra-peutique du Patient por tous. Disponível em: https://etpmaladiesrares.com/. Acesso em: 10 jun. 2023.
43. Waqar-Cowles LN, Chuo J, Weiss PF, et al. Evaluation of pediatric rheumatology telehealth satisfaction during the Covid-19 pandemic. Pediatr Rheumatol Online J. 2021;19(1):170.
44. Warshaw H, Isaacs D, MacLeod J. The reference guide to integrate smart insulin pens into data-driven diabetes care and education services. Diabetes Educ. 2020;46(4_Suppl):3S-20S.
45. Williams HE, Aiyar L, Dinulos MB, et al.; ACMG Advocacy and Government Affairs Committee. Electronic address: documents@acmg.net. Considerations for policymakers for improving health care through telegenetics: a points to consider statement of the

American College of Medical Genetics and Genomics (ACMG). Genet Med. 2022;24(11):2211-9.

46. World Health Organization (WHO). WHO Global Observatory for eHealth. mHealth: new horizons for health through mobile technologies: second global survey on eHealth. World Health Organization. 2021. Disponível em: https://apps.who.int/iris/bitstream/handle/10665/44607/9789241564250_eng.pdf?sequence=1&isAllowed=y. Acesso em: 10 jun. 2023.

PARA SABER MAIS

- Votre annuaire ETP Maladies Rares. Disponível em: https://etpmaladiesrares.com/. Acesso em: 14 jun. 2023.
- Brasil. Ministério da Saúde. Saúde de A a Z. Disponível em: https://www.gov.br/saude/pt-br/assuntos/saude-de-a-a-z/d/doencas-raras. Acesso em: 10 jun. 2023.
- São Paulo. Lei municipal n. 17.718, de 23 de novembro de 2021. Define a prática da telemedicina no Município de São Paulo, e dá outras providências. Disponível em: https://legislacao.prefeitura.sp.gov.br/leis/lei-17718-de-23-de-novembro-de-2021/consolidado. Acesso em: 14 jun. 2023.
- Conselho Federal de Medicina (CFM). Resolução n. 2.314, de 20 de abril de 2022. Define e regulamenta a telemedicina, como forma de serviços médicos mediados por tecnologias de comunicação. Brasília, DF, 2022. Disponível em: https://sistemas.cfm.org.br/normas/arquivos/resolucoes/BR/2022/2314_2022.pdf. Acesso em: 14 jun. 2023.

13

Consultoria digital em cirurgia pediátrica

Isabela Gusson Galdino dos Santos
Bruno Jorge Maia Marinho Alves
Luiz Roberto Schlaich Ricardi

PONTOS-CHAVE DESTE CAPÍTULO

- Reconhecer a aplicabilidade da telemedicina para o atendimento ao paciente pediátrico de perfil cirúrgico.
- Identificar e propor etapas para a implantação da telemedicina em um serviço de cirurgia pediátrica.

INTRODUÇÃO

A aplicabilidade da telemedicina no contexto de especialidades cirúrgicas pode ser desafiadora inicialmente, pois, de modo geral, são áreas muito dependentes da avaliação física do paciente. Na cirurgia pediátrica não é diferente, já que o exame físico é decisivo para a definição de conduta. Esse impasse gera resistência na aplicação da telemedicina, por parte dos profissionais e também dos pacientes, muitas vezes por desconhecerem as maneiras de utilizar esse recurso no dia a dia.

As circunstâncias em que essa tecnologia pode ser explorada são diversas e ficaram ainda mais evidentes com a pandemia de Covid-19, que expôs a telemedicina como grande recurso para assistência aos pacientes, tanto diretamente, por meio de atendimentos, quanto indiretamente, mediante conferências e congressos *online*. Cabe ressaltar, porém, que o serviço de cirurgia pediátrica do Instituto da Criança e do Adolescente do Hospital das Clínicas da Faculdade de Medicina da Universidade de São Paulo (ICr/HCFMUSP) já utiliza dispositivos de avaliação e orientação a distância há quase três décadas, principalmente para os pacientes submetidos a transplante hepático e que têm dificuldades de acesso ao hospital.

Neste capítulo serão exploradas as diversas aplicações da telemedicina no campo da cirurgia pediátrica, as condições e as dificuldades para sua implementação e manutenção e a experiência adquirida ao longo dos anos com o uso dessa estratégia no Instituto da Criança.

ASPECTOS DA CIRURGIA PEDIÁTRICA

A cirurgia pediátrica é uma área de cuidados altamente especializada da medicina pediátrica, atuando em doenças particulares, e muitas vezes raras, da população pediátrica, e de faixas etárias específicas desse mesmo grupo. Apesar de o Brasil possuir uma população de mais de 35 milhões de crianças abaixo de 12 anos, segundo dados do Instituto Brasileiro de Geografia e Estatística (IBGE) de 2018, a distribuição de cirurgiões pediátricos no território brasileiro ainda é muito desigual, dificultando o acesso desses pacientes a equipes médicas especializadas. Essa dificuldade decorre, por exemplo, da concentração de grandes centros pediátricos em capitais, principalmente das regiões Sul e Sudeste. Segundo dados do estudo do Datasus sobre Demografia Médica em 2020, a distribuição dos cirurgiões pediátricos na região Norte era de 4,3% *versus* 52,6% na região Sudeste. Esses dados contrastam com as informações do mesmo ano de que a região Norte lidera o *ranking* de elevadas taxas de natalidade, enquanto a região Sudeste possui as menores taxas.

Diante desse contexto de desigualdades entre a demanda populacional e a oferta de profissionais, a telemedicina emerge no cenário da cirurgia pediátrica como um recurso adicional, que pode contribuir para a melhora do acesso aos serviços de saúde no território nacional.

Apesar do rápido desenvolvimento da telessaúde nos últimos anos, sua origem não é recente. O termo *telemedicina* começou a ser utilizado na década de 1970, mas as tentativas iniciais de incorporar os atendimentos a distância na prática médica se mostraram ineficientes e com custos elevados. Foi a partir da década de 1990, com o advento da internet, que essa modalidade de atendimento voltou a ganhar tração. E foi com a pandemia de Covid-19, em 2020, que a telemedicina avançou rapidamente, e está cada vez mais se solidificando na rotina dos serviços de saúde.

Esse cenário motivou os órgãos de regulamentação nacionais a se mobilizarem e se posicionarem sobre as boas práticas médicas na execução da saúde digital com responsabilidade. O Conselho Federal de Medicina (CFM), por exemplo, publicou em maio de 2022 a Resolução n. 2.314/2022, que define e regulamenta a telemedicina no Brasil como forma de serviços médicos mediados por tecnologias de comunicação, tema abordado mais detalhadamente no Capítulo 1.

APLICAÇÕES DA TELEMEDICINA NA CIRURGIA PEDIÁTRICA

Durante a pandemia, a sobrecarga dos sistemas de saúde levou os serviços a considerarem a telemedicina como alternativa para controle de custos, redução da circulação de pacientes no ambiente hospitalar e atendimento aos pacientes com outras doenças que mantinham necessidade de seguimento, mesmo diante da priorização dos pacientes gravemente acometidos pelo coronavírus. Do ponto de vista dos pacientes, o uso dessa tecnologia também permitiu a redução de gastos, principalmente relacionados ao deslocamento e hospedagem das famílias que moram longe dos grandes centros pediátricos, situação que é frequente no cenário brasileiro, como citado previamente.

Estudos mostram ainda uma redução de custos indireta promovida pelas consultas a distância, pois elas permitem a participação de mais de um familiar durante o atendimento e provocam menor absenteísmo, uma vez que os pais já não necessitam ausentar-se do trabalho durante dias para poderem cumprir o compromisso da consulta.

Em relação a suas formas de aplicação, os atendimentos por telemedicina, realizados com a equipe cirúrgica, anestésica e de enfermagem, permitem a orientação e o preparo do paciente e da família no período pré-operatório e o acompanhamento no pós-operatório. A possibilidade de alta mais precoce ao domicílio com reavaliações frequentes por teleconsulta é cada vez mais aceita e adotada por diferentes equipes. Na área de cirurgia neonatal, por exemplo, há relato de que essa abordagem foi capaz de reduzir o tempo de internação e melhorar os cuidados domiciliares dos pacientes, por meio da criação de uma rotina de orientações aos familiares.

Outra grande aplicação, que é muito relevante para o contexto da cirurgia pediátrica, é a consultoria entre serviços distantes e a discussão de casos complexos entre equipes. Por ser uma especialidade que aborda patologias de baixa incidência e baixa prevalência, são poucos os centros de cirurgia pediátrica que carregam grande experiência em doenças pouco frequentes. Justamente por isso, casos de maior complexidade que, antes da difusão da telemedicina, seriam automaticamente transferidos a centros maiores podem ser discutidos entre equipes e manejados nos serviços de origem.

Ainda no âmbito da comunicação entre diferentes centros assistenciais, a realização de interconsultas a distância para triagem dos casos que necessitam de transferência também é uma forma de otimizar o fluxo de pacientes e tornar mais eficiente o sistema de saúde.

BARREIRAS DA TELEMEDICINA NA CIRURGIA PEDIÁTRICA

Apesar de todas as vantagens citadas, existem barreiras que dificultam a implementação da telemedicina e que devem ser consideradas para uma prática de saúde adequada à realidade de cada serviço. No cenário brasileiro, a desigualdade socioeconômica entre diferentes grupos populacionais se reflete em contrastes no acesso aos recursos digitais e, portanto, deve ser considerada pela equipe no momento de selecionar as famílias que participarão dos teleatendimentos. A própria limitação que a teleconsulta traz para a execução do exame físico pelo médico exige ainda mais que o responsável pelo paciente pediátrico seja um bom informante. Logo, familiares com baixo grau de instrução, ainda que possuam um *smartphone*, talvez não sejam o perfil mais adequado para esse tipo de atendimento.

Uma segunda dificuldade que deve ser mencionada é o fato de que há aspectos da consulta presencial difíceis de serem replicados no ambiente virtual. Como já mencionado, o exame físico fica bastante restrito no teleatendimento, sendo limitado basicamente à observação e à inspeção do paciente. Isso pode ser manejado por meio de diferentes estratégias, como abordado em detalhes no Capítulo 6, porém pode limitar a avaliação e tornar a impressão do médico mais dependente de exames complementares. Outros quesitos que ficam prejudicados são a observação da linguagem corporal da criança, a análise da dinâmica familiar durante a consulta e também a proximidade da relação médico-paciente, que fica mais difícil de ser estabelecida em um ambiente virtual.

Uma crítica comum à telemedicina é que seu uso frequente e exclusivo em longo prazo pode levar ao distanciamento na relação médico-paciente, acarretando deterioração da confiança entre as partes envolvidas e, em última análise, prejuízos ao tratamento do paciente. Logo, fica evidente que tais barreiras devem ser consideradas e continuamente ponderadas para que o paciente receba a melhor forma de atendimento e consiga atingir os resultados desejáveis em seu tratamento.

IMPLANTAÇÃO DA TELEMEDICINA EM UM SERVIÇO DE CIRURGIA PEDIÁTRICA

Para a criação de um projeto de telemedicina dentro da instituição de saúde, é importante que alguns quesitos sejam bem definidos para a adequada execução desse projeto. O atendimento a distância pode ser desafiador para profissionais que não estejam habituados com o processo, com as regulamentações e com a tecnologia necessária. Pensando nisso, a seguir são citadas resumidamente algumas etapas-chave comuns ao desenvolvimento de um programa de telemedicina, ainda que em diferentes serviços.

Suporte institucional

Alguns autores afirmam que esse é o passo mais crítico e fundamental para a implantação de um projeto de telemedicina bem-sucedido. Isso porque, para sua execução, o projeto necessita de recursos humanos e tecnológicos que incluem, por exemplo, equipamentos adequados, um programa que atenda às regulamentações legais e suporte técnico para auxiliar os profissionais de saúde durante os atendimentos. A disponibilização de tais recursos depende, por sua vez, de aprovação administrativa e institucional. Logo, o alinhamento dos interesses da equipe de cirurgia pediátrica e da instituição em si é fundamental.

Conhecimento dos trâmites legais

Para a estruturação do projeto, é essencial que haja claro entendimento dos trâmites legais, das regulamentações do conselho de classe e das leis estaduais. Isso porque todas as etapas seguintes serão influenciadas: credenciamentos da instituição, aquisição do *software* de teleatendimento, capacitação das equipes envolvidas nas teleconsultas, orientação das famílias durante as consultas, prescrição digital e assim por diante.

Definição da população-alvo

Para que o projeto atinja seus objetivos, é importante definir qual será o perfil dos pacientes atendidos por telemedicina dentro da população que é acompanhada no serviço. A definição da população-alvo irá ajudar no planejamento dos atendimentos e dos recursos necessários para sua execução. O mesmo raciocínio é válido na escolha dos profissionais que executarão o projeto, pois selecionar profissionais que estejam dispostos é um fator facilitador. O engajamento dos pacientes e dos profissionais é essencial para a condução desse tipo de atendimento.

Avaliação contínua do programa

Para demonstrar o sucesso do programa de telemedicina, é importante coletar e exibir dados que possam ser analisados prospectivamente. É interessante que tais dados permitam a avaliação de três quesitos:

1. A perspectiva dos pacientes – exemplos: custos, tempo gasto com viagens e deslocamentos, facilidade de acesso ao serviço de saúde, satisfação.
2. A perspectiva dos profissionais – exemplos: resolutividade do atendimento, eficácia do tratamento, adesão das famílias

aos tratamentos propostos, satisfação profissional.

3. A perspectiva da instituição: custos, possibilidades de rendimento, acesso dos pacientes ao serviço de saúde, satisfação dos pacientes.

EXPERIÊNCIA BEM-SUCEDIDA DO PROGRAMA DE TELEMEDICINA DA EQUIPE DE CIRURGIA PEDIÁTRICA DO INSTITUTO DA CRIANÇA (ICR/HCFMUSP)

Em nosso serviço, o uso da telemedicina pela equipe de cirurgia pediátrica teve início na década de 1990 após o início do Programa de Transplante Hepático Pediátrico do Instituto da Criança do Hospital das Clínicas da Faculdade de Medicina da Universidade de São Paulo (ICr/HCFMUSP). Com o crescimento do Programa, houve um aumento da demanda dos pacientes transplantados e suas famílias de entrarem em contato com a equipe de saúde para esclarecimento de dúvidas, orientação diante de intercorrências, reagendamento de consultas, entre outros motivos. A necessidade de fácil acesso à equipe, somada ao número crescente de pacientes, reforçou a demanda de um melhor método de comunicação entre pacientes e profissionais, além dos atendimentos presenciais de rotina.

Nesse contexto, começaram a ser utilizadas inicialmente mensagens via *pager* e ligações telefônicas entre os pacientes e os enfermeiros da equipe do transplante para esclarecimento de dúvidas a distância. Diante de situações de maior gravidade, os pacientes eram orientados a buscar o pronto atendimento. Com o avanço da internet e a ampliação do Programa de Transplantes, que passou a atender pacientes de outros estados, o *e-mail* se tornou a forma de comunicação padronizada, e as ligações telefônicas passaram a ser um recurso utilizado em caráter de urgência.

Na pandemia de Covid-19, fomos estimulados mais uma vez a rever nossa modalidade de atendimento e a buscar novas formas de auxiliar os pacientes durante o isolamento social. Apoiados pelo Instituto da Criança (ICr/HCFMUSP), fomos incentivados a aperfeiçoar nossos atendimentos por meio de teleconferência em tempo real. Atualmente temos um ambulatório semanal de Telemedicina em Cirurgia Pediátrica Pós-Transplante Hepático.

Aqui cabe ressaltar a importância da equipe multidisciplinar, especialmente da enfermagem, para garantir o bom funcionamento desse fluxo de comunicação. Os *e-mails* enviados pelos pacientes são lidos e suas queixas triadas pelos enfermeiros da equipe de transplante hepático. A partir dessa triagem, os *e-mails* são respondidos diretamente pelos enfermeiros com as orientações necessárias, ou direcionados aos médicos assistentes conforme a necessidade. Após a devida discussão de cada caso, pode-se optar também pelo agendamento de uma consulta presencial ou por teleconferência.

Um ponto muito relevante da experiência do nosso serviço é que, com a definição da população-alvo de pacientes que são atendidos a distância, foi possível padronizar os atendimentos em suas diferentes modalidades, por meio do treinamento das famílias. Durante a internação para a cirurgia do transplante, os familiares do paciente, ainda internado, são orientados em aulas ministradas pelos enfermeiros do grupo sobre os cuidados do pós-operatório: como aferir sinais vitais, quais os sinais de alarme a serem reconhecidos no paciente transplantado, como preparar as medicações, quais os cuidados necessários com a ferida operatória etc. Nessas aulas também são explicadas e colocadas em prática as formas de comunicação a distância com a equipe: em quais situações a família deve ligar, quando mandar *e-mail*, quais informações devem estar contidas no *e-mail*, como proceder se o *e-mail* não for respondido etc. Dessa forma, os familiares previamente treinados e bem informados apresentam condições de participar das teleconsultas munidos de informações, que serão necessárias para o bom atendimento, como os sinais vitais do paciente, presença de icterícia, distensão abdominal, acolia fecal, entre outros sinais e sintomas frequentemente avaliados no pós-operatório do transplante.

Vale enfatizar aqui duas condições importantes que adotamos. A primeira delas é que a teleconsulta não é uma modalidade que aplicamos no pós-operatório recente do transplante hepático. As consultas mais precoces, especialmente no primeiro mês após a alta, são obrigatoriamente presenciais. O segundo ponto é que o treinamento da família tem como objetivo aumentar a disponibilidade de informações confiáveis durante o atendimento a distância, mas as informações fornecidas pelo cuidador não devem ser entendidas pela equipe de saúde como uma forma de burlar ou dispensar o exame físico realizado pelo profissional.

> **Importante:**
> A mudança de modalidade, da virtual para a presencial, pode ser necessária a qualquer momento durante o tratamento, conforme julgar o profissional de saúde.

Revendo a modalidade de atendimento

Após a instalação do programa de telemedicina, algumas dificuldades foram identificadas e nos fizeram repensar o modelo de atendimento oferecido a algumas famílias. Daí a necessidade de reavaliação frequente do programa. Alguns dos quesitos que consideramos relevantes para propor essa mudança de modalidade estão descritos a seguir.

Baixa escolaridade da família ou do cuidador principal

Familiares com baixa escolaridade podem ser informantes ruins para uma consulta a distância. Nesse cenário, o exame físico realizado pelo profissional de saúde experiente, e a coleta de exames laboratoriais, são imperativos, e a modalidade presencial mostrou-se mais adequada a essa realidade.

Baixa adesão ao tratamento

Pacientes com muitas faltas e uso irregular dos medicamentos também podem se beneficiar das consultas presenciais. Isso porque as consultas médicas presenciais podem ser aliadas às consultas das outras especialidades, às coletas de exames e à realização das ultrassonografias de rotina, de modo a garantir que o paciente passe por todas as etapas da avaliação em um único contato com o serviço de saúde, evitando faltas e o distanciamento da relação médico-paciente.

Engajamento insuficiente dos responsáveis pelo paciente

Algumas famílias, mesmo com pais capacitados e aderentes ao tratamento, não se adaptam ao atendimento virtual e não se sentem engajados no tratamento dessa forma. A elas deve ser dada a opção do atendimento presencial.

Falha do tratamento

Pacientes que não estão evoluindo de modo satisfatório no seguimento a distância devem ser convocados para uma avaliação presencial. Isso porque a avaliação tradicional pode ser aliada à execução do exame físico detalhado, à realização de exames na instituição, à indicação de procedimentos invasivos e, a depender do caso, à internação hospitalar para investigação pormenorizada.

Quando considerar a mudança da modalidade virtual para a presencial:

- Baixa escolaridade da família ou do cuidador principal.
- Baixa adesão ao tratamento.
- Engajamento insuficiente dos responsáveis pelo paciente.
- Falha do tratamento.

A importância das parcerias locais

Um grande aprendizado que tivemos com o desenvolvimento do Programa de Telemedicina foi a necessidade de parcerias locais para suporte ao paciente. A necessidade de uma rede de apoio local, próxima do paciente, é tema já bastante debatido pelas Diretrizes do Sistema Único de Saúde (SUS) e que se tornou mais evidente ainda quando começamos a receber famílias de outros estados. Uma situação simples que exemplifica bem isso é a necessidade de prescrever antibióticos ou outros medicamentos para o paciente que mora em outras unidades da Federação.

Outra situação é quando deparamos com casos que precisam de atendimento médico com rapidez e o paciente se encontra a muitos quilômetros de distância, pois não é possível buscar nosso pronto atendimento. O contato com o serviço de saúde local e a comunicação entre equipes, que também pode ocorrer por teleconferência, é essencial para a condução desses pacientes, seja para definir uma linha de tratamento no serviço de origem, seja para estabelecer a necessidade de transferência.

APLICAÇÕES FUTURAS

As cirurgias robóticas, que têm apresentado recente ampliação de seu campo, já são um grande avanço em termos de técnica cirúrgica. Nessas cirurgias, o cirurgião principal atua em uma estação de trabalho próxima do paciente controlando um robô cujos braços (pinças) são instalados pela equipe cirúrgica auxiliar no paciente.

No futuro cabe a possibilidade de que o cirurgião principal não esteja no mesmo ambiente do paciente, podendo executar a cirurgia de outra cidade, estado ou país. Ressaltamos que essa ideia não tem o interesse de substituir a presença do cirurgião próximo do paciente, pois é preciso que haja uma equipe apta a agir em caso de intercorrências ou urgências, mas sim permitir que técnicas mais avançadas ou mais específicas tenham seu acesso facilitado. Lembramos também que a fragilidade das conexões de internet e a pouca disponibilidade da estrutura física para a cirurgia robótica são barreiras atuais a serem vencidas.

Em relação às avaliações pré e pós-operatórias, é possível estabelecer padrões que facilitem a orientação e a condução dos pacientes. Uma revisão sistemática sobre a aplicação da telemedicina avaliou os desfechos de pacientes adultos submetidos a procedimentos cirúrgicos, e notou que a taxa de complicações foi semelhante no grupo cuja avaliação pós-operatória foi feita por telemedicina (incluindo chamadas telefônicas, videoconferências e/ou mensagens de texto) em comparação com o grupo de avaliação habitual presencial, associado a alto grau de satisfação da equipe médica e dos pacientes.

Outro exemplo bem-sucedido foi na avaliação de feridas operatórias cujo aspecto preocupava os pacientes; eles, então, entravam em contato telefônico, enviavam fotos ao serviço onde tinham sido operados e as imagens eram analisadas por três médicos. Isso permitiu que complicações como hematomas, seromas e reação ao curativo fossem identificadas, e a conduta adequada fosse orientada, sem que o paciente precisasse se deslocar ao hospital, e com alta taxa de resolutividade. Tais exemplos podem servir de molde para o desenvolvimento de novas propostas relacionadas à cirurgia pediátrica.

No campo da educação médica, as telementorias são uma estratégia já adotada em algumas localidades e há potencial de ampliação de seu uso. Por meio delas, é possível que o conhecimento e a *expertise* de cirurgiões e centros clínicos altamente especializados sejam compartilhados com outros médicos, inclusive com orientação em tempo real durante um procedimento cirúrgico. As videoconferências, discussões de casos e congressos realizados por via digital também cumprem a função de difusão ampla do conhecimento.

O futuro da telemedicina é muito vasto, com grandes oportunidades de sua aplicação na prática da cirurgia pediátrica, e o médico deve figurar como incentivador e propagador dessas práticas.

CONCLUSÃO

Apesar das dificuldades encontradas no cenário atual, a telemedicina já é utilizada no campo da cirurgia pediátrica, inclusive com ampliação recente de sua atuação. A implementação dessa tecnologia demanda uma gama de recursos para seu bom funcionamento, que vão desde o apoio institucional até o envolvimento das equipes de saúde e dos pacientes.

A possibilidade de expandir o conhecimento entre equipes médicas e de facilitar o acesso de pacientes a serviços de saúde de referência é uma vantagem notável, especialmente no contexto de uma especialidade que trata de doenças com baixa incidência. Discutir casos por videoconferência ou realizar a triagem e a orientação dos pacientes sem precisar submetê-los a viagens de longa distância para uma avaliação traz mais segurança e conforto às famílias e aos profissionais.

As dificuldades também existem, e reconhecê-las é parte do processo de crescimento. O acesso à tecnologia costuma ser o maior empecilho, especialmente na realidade brasileira, mas devemos reforçar os exemplos positivos, como o do Instituto da Criança, que aplica recursos de avaliação e triagem a distância há cerca de 25 anos com bons resultados. Além disso, é necessário garantir que o distanciamento físico provocado pela via digital não reflita na manutenção de uma boa relação médico-paciente, e que ambos se sintam seguros e tenham oportunidade de definir quando é necessário retornar ao método tradicional, sem que haja prejuízo para nenhuma das partes.

Estabelecer as circunstâncias em que a aplicação da telemedicina é viável e as condições adequadas para seu uso é fundamental, sempre realizando uma avaliação do processo a fim de perceber o momento em que a estratégia precisa ser revista ou alterada para o presencial.

São grandes os desafios mas também as oportunidades de crescimento. Esperamos que, nas próximas edições desta obra, as modalidades que hoje constam em "aplicações futuras" já sejam parte da realidade, com amplo acesso da população e dos serviços de saúde.

SUGESTÕES DE LEITURA

1. Conselho Federal de Medicina (CFM). Resolução CFM n. 2.314, de 20 de abril de 2022. Define e regulamenta a telemedicina, como forma de serviços médicos mediados por tecnologias de comunicação. Diário Oficial da União: seção 1, Brasília, DF, edição 84, 5 maio 2022.
2. Davis TM, Barden C, Dean S, et al. American Telemedicine Association Guidelines for TeleICU Operations. Telemed J E Health. 2016;22(12):971-980.
3. Governo do Pará. Taxa de natalidade, segundo Brasil, Grandes Regiões e Unidades da Federação 2013-2017. Disponível em: https://www.fapespa.pa.gov.br/sistemas/pcn2019/tabelas/4-saude/4-taxa-de--natalidade-2013-2017.htm. Acesso em: 19 jun. 2023.
4. Harting MT, Wheeler A, Ponsky T, et al.; APSA Informatics and Telemedicine Committee. Telemedicine in pediatric surgery. J Pediatr Surg. 2019;54(3):587-94.
5. IBGE Educa. Perfil das crianças do Brasil. 2023. Disponível em: https://educa.ibge.gov.br/criancas/brasil/2697--ie-ibge-educa/jovens/materias-especiais/20786--perfil-das-criancas-brasileiras.html. Acesso em: 19 jun. 2023.
6. Inumpudi A, Srinivas M, Gupta DK. Telemedicine in pediatric surgery. Pediatr Surg Int. 200;17(5-6):436-41.
7. Jungbauer WN Jr, Gudipudi R, Brennan E, et al. The cost impact of telehealth interventions in pediatric surgical specialties: a systematic review. J Pediatr Surg. 2022:S0022-3468(22)00679-0.
8. Kohler JE, Falcone RA Jr, Fallat ME. Rural health, telemedicine and access for pediatric surgery. Curr Opin Pediatr. 2019;31(3):391-8.
9. Metzger G, Jatana K, Apfeld J, et al. State of telemedicine use in pediatric surgery in the USA: where we stand and what we can gain from the Covid-19 pandemic: a scoping review. World J Pediatr Surg. 2021;4(1):e000257.
10. Metzger GA, Cooper J, Lutz C, et al. The value of telemedicine for the pediatric surgery patient in the time of Covid-19 and beyond. J Pediatr Surg. 2021;56(8):1305-11.
11. Schefer M. Demografia médica no Brasil 2020. Equipe de pesquisa: Cassenote A, Guerra A, Guilloux AGA, Brandão APD, Miotto BA, Almeida CJ, Gomes JO e Miotto RA. São Paulo: Departamento de Medicina Preventiva da Faculdade de Medicina da USP; Conselho Federal de Medicina; 2020. Disponível em: https://www.fm.usp.br/fmusp/conteudo/DemografiaMedica2020_9DEZ.pdf. Acesso em: 10 jun. 2023.
12. Tannuri AC, Tannuri U. Pediatric Liver Transplantation Program at the Instituto da Criança do Hospital das Clínicas da Faculdade de Medicina da Universidade de São Paulo. Clinics (Sao Paulo). 2016;71(4):185-6.
13. Tannuri U, Tannuri AC. Postoperative care in pediatric liver transplantation. Clinics (Sao Paulo). 2014;69(Suppl 1):42-6.

PARA SABER MAIS

- Sociedade Brasileira de Pediatria (SBP). Telemedicina na pediatria: um guia para aplicação prática. Rio de Janeiro: DOC; 2022. Disponível em: https://www.sbp.com.br/fileadmin/user_upload/Guia_Telemedicina_-_AGO_2022.pdf. Acesso em: 10 jun. 2023.
- Sociedade Americana de Telemedicina. Disponível em: https://www.americantelemed.org/. Acesso em: 10 jun. 2023.

14

Teleconsulta na psicologia e na psiquiatria pediátricas

Allyson de Castro Eccard
Eunice Monteiro Labbadia
Fernando Ramos Asbahr

PONTOS-CHAVE DESTE CAPÍTULO

- Compreender os parâmetros essenciais para o tratamento por teleconsultas em saúde mental.
- Conhecer a respeito dos transtornos que possuem maior número de evidências na literatura para a utilização dessa modalidade de atendimento.
- Colocar em prática noções básicas de teleatendimento em Psiquiatria da Infância e Adolescência.

INTRODUÇÃO

Este capítulo apresentará um panorama geral das teleconsultas psicológicas e psiquiátricas para crianças e adolescentes. A despeito dos comentários sobre questões éticas, legais, tecnológicas e estruturais dos serviços de teleconsultas em saúde mental, foge do escopo do capítulo detalhar e aprofundar o debate desses tópicos. Optou-se por trazer uma breve introdução às teleconsultas psiquiátricas e psicológicas na infância e na adolescência, revisando as evidências científicas que sustentam sua prática, além de particularidades da modalidade para a população pediátrica.

Para fins didáticos, quando o texto se referir às teleconsultas psiquiátricas (telepsiquiatria) e psicológicas (telepsicologia) por videoconferência sem que a distinção do termo se faça necessária, será usado o termo genérico "telessaúde mental" (TSM). Quando a distinção for fundamental para a compreensão adequada do conteúdo em questão, serão utilizados os termos em separado: "telepsiquiatria" (TPQ) ou "telepsicologia" (TPSI). Já o termo "telemedicina" (TM) será usado para se referir ao atendimento médico remoto por videoconferência, independentemente da especialidade médica.

BREVE HISTÓRICO

A história da TSM se confunde com a da TM. A primeira descrição de uso de vídeo interativo na prestação de cuidados de saúde aconteceu em 1959 na Universidade de Nebraska, por circuitos fechados de televisão, utilizados na época para fins educacionais e médicos, principalmente na psiquiatria. Em 1973 o termo telepsiquiatria (TPQ) foi utilizado pela primeira vez para descrição de consultas prestadas pelo Massachusetts General Hospital a um centro médico localizado no Aeroporto Internacional Logan, em Boston. Logo em seguida, a TPQ seria descrita em crianças e adolescentes quando a Faculdade de Medicina da Mount Sinai assessorou remotamente uma escola infantil no East Harlem, bairro da cidade de Nova York.

Até os anos 1990, poucos estudos foram publicados que abordassem a temática, e, a partir de então, com o desenvolvimento tecnológico crescente, o aperfeiçoamento da internet e a difusão das *webcams,* barreiras técnicas e financeiras foram reduzidas, levando ao crescimento progressivo dos serviços de atendimentos remotos por videoconferências.

Apesar da disseminação da TSM, grande parte dos prestadores de serviços ainda continuava a priorizar atendimentos presenciais. Foi com o surgimento da pandemia de Covid-19, em 2020, com a necessidade de isolamento social e o aumento na incidência de transtornos mentais, inclusive em crianças e adolescentes, que a tecnologia teve um aumento exponencial em sua implementação. A despeito dos desafios e barreiras na oferta desses serviços, muitos profissionais e pacientes, com o tempo, passaram inclusive a preferir os atendimentos virtuais às consultas face a face, o que se manteve mesmo com o afrouxamento das regras sanitárias.

Quando tratamos especificamente da saúde mental da infância e da adolescência, vale destacar algumas considerações. Estimativas apontam que a prevalência de transtornos mentais em crianças e adolescentes varia entre 10 e 15% em diferentes populações ao redor do mundo. Nas últimas décadas houve um avanço considerável na compreensão desses transtornos, e um número crescente de intervenções psicológicas e comportamentais baseadas em evidências foi desenvolvido, permitindo às crianças, aos jovens e a suas famílias lidar com diversas condições de saúde mental. Além disso, abordagens psicoterápicas aplicadas em várias especialidades pediátricas ajudam crianças com condições médicas agudas e crônicas e seus familiares a enfrentar questões relacionadas às doenças e suas repercussões comportamentais. Da mesma forma, um número crescente de intervenções farmacológicas oferece tratamento sintomático para transtornos psiquiátricos de início precoce.

Apesar desses avanços, mesmo em países de alta renda grande parte das crianças e adolescentes com transtornos psiquiátricos e do neurodesenvolvimento não é identificada precocemente e tampouco recebe os tratamentos disponíveis. Em países de baixa e média renda, como o Brasil, o quadro é ainda mais desfavorável. Dos que recebem atendimento, a maioria não recebe tratamentos baseados em evidências. O cenário piora na medida em que há escassez de profissionais especializados, como psiquiatras da infância e adolescência e pediatras do neurodesenvolvimento, que se concentram predominantemente em grandes cidades e centros acadêmicos.

Consequentemente, observa-se uma lacuna significativa na disponibilidade de assistência em saúde mental de qualidade destinada a crianças e adolescentes, decorrente tanto da escassez de profissionais devidamente qualificados como das barreiras que dificultam o acesso aos serviços necessários. Diante dessa realidade, prestadores de cuidados primários sem treinamento adequado frequentemente se veem na posição de assumir esse papel, ao mesmo tempo que necessitam de apoio e capacitação adequados para avaliar, diagnosticar e tratar quadros psiquiátricos na infância, especialmente aqueles de natureza complexa e com comorbidades.

Dessa forma, novas estratégias são necessárias para suprir tais demandas em saúde mental na infância e na adolescência, que são cada vez mais crescentes. O desenvolvimento e a aplicação dos atendimentos remotos por videoconferência, como as teleconsultas, têm-se mostrado um modelo viável, eficiente, seguro para suprir parte dessas necessidades, e, como veremos a seguir, cada vez mais embasado em evidências científicas.

BASES CIENTÍFICAS

As evidências que sustentam a prática da TSM estão amplamente estabelecidas para a população adulta. Muitas delas acabam por ser extrapoladas para a infância e a adolescência. No entanto, apesar de escassa, a literatura disponível que aborda a TSM na população infantil é cada vez maior. A pandemia de Covid-19 levou a um aumento significativo de publicações que reforçaram resultados já bem estabelecidos, ao mesmo tempo que contribuíram para consolidar outros, revelando, porém, que o campo da TSM ainda se encontra em estágio inicial e demandante de estudos mais robustos.

A TSM tem sido utilizada em diferentes grupos de crianças e adolescentes, em vários cenários e para fins diversos. Estudos mostram a viabilidade e a eficácia das teleconsultas na população infantojuvenil, com alguns deles sugerindo que a TPQ é tão eficaz quanto o atendimento presencial, chegando a ser superior em alguns cenários com populações selecionadas. Avaliações diagnósticas por TPQ para transtornos de comportamentos disruptivos, transtornos psicóticos e do neurodesenvolvimento têm sido estudadas, com resultados semelhantes a avaliações presenciais em alguns casos.

A prescrição de psicofármacos por TPQ tem se mostrado uma opção viável e satisfatória em relação ao atendimento presencial, favorecendo o acesso ao tratamento farmacológico em crianças e adolescentes. No entanto, ainda se necessita de mais estudos, principalmente no que tange à equivalência nas indicações de prescrição de psicofármacos entre os atendimentos remotos e presenciais, bem como à segurança das diversas classes de medicamentos na identificação e no monitoramento de possíveis efeitos colaterais.

Com relação à TPSI, a viabilidade da oferta de psicoterapia *online* já foi demonstrada para diversos transtornos, entre eles o transtorno do déficit de atenção/hiperatividade (TDAH), bulimia nervosa, transtornos ansiosos, transtorno obsessivo-compulsivo (TOC), transtornos depressivos e transtorno do estresse pós-traumático (TEPT). Ademais, alguns estudos, em sua maioria relatos de casos e projetos pilotos, descrevem intervenções psicológicas bem-sucedidas em crianças e adolescentes em uma série de condições médicas, tais como câncer pediátrico, cardiopatias congênitas e transtornos de sono e eliminação.

Ensaios randomizados de intervenções por TPSI por meio da terapia cognitivo-comportamental (TCC) encontraram reduções de sintomas depressivos em crianças compatíveis com as intervenções presenciais, e ensaios randomizados avaliaram a eficácia do tratamento por videoconferência no TOC, encontrando resultados comparáveis ou superiores a abordagens convencionais. Todavia, um estudo de revisão mostrou que, quando comparados a adultos, crianças e adolescentes tendem a aceitar mais as consultas de telepsiquiatria do que intervenções psicoterápicas por videoconferência. Com relação a terapias de grupo por videoconferência, os estudos são muito limitados, com alguns relatos de intervenções em obesidade infantil. De forma geral, mais estudos clínicos randomizados são necessários comparando as telepsicoterapias e os cuidados realizados pessoalmente.

Durante a pandemia de Covid-19 no ambulatório de psiquiatria infantil do Serviço de Psiquiatria da Infância e Adolescência (Sepia) do Instituto de Psiquiatria do Hospital das Clínicas da Faculdade de Medicina da Universidade de São Paulo (IPq/HCFMUSP), aplicamos, por meio da TPSI, o Protocolo SPADA para o tratamento de transtorno de ansiedade na infância. Trata-se de um programa de intervenção psicoterápica baseado em técnicas da TCC (e inclui informações psicoeducacionais, técnicas cognitivas e comportamentais de exposição e prevenção de resposta, além de sessões voltadas para os pais e cuidadores). O protocolo foi desenvolvido pela equipe do Programa de Transtorno de Ansiedade na Infância e Adolescência (Protaia) do IPq/HCFMUSP e, empiricamente, apresentou resultados bastante satisfatórios. No entanto, é importante ressaltar que o protocolo ainda requer estudos e validação adicionais antes de sua aplicação em larga escala.

Destacam-se a seguir os transtornos mentais que apresentam, no momento, maior robustez de evidências na literatura relacionadas à utilização das modalidades de TSM na infância e na adolescência, quais sejam: transtornos de ansiedade, TOC, transtornos depressivos, transtorno do espectro autista e TDAH.

TRANSTORNOS DE ANSIEDADE E TRANSTORNO OBSESSIVO-COMPULSIVO

Avanços importantes ocorreram ao longo das últimas três décadas em relação ao tratamento de transtornos de ansiedade e do TOC em populações pediátricas. Tanto abordagens medicamentosas como não medicamentosas, em particular a TCC, têm mostrado eficácia considerável para o tratamento da ansiedade juvenil e do TOC. Medicamentos como os inibidores seletivos da recaptação da serotonina (ISRS) são frequentemente prescritos e podem ser eficazes na redução tanto de sintomas ansiosos como obsessivo-compulsivos. Além disso, a TCC para o tratamento da ansiedade e do TOC pediátricos demonstrou eficácia quando utilizada por meio de múltiplos formatos de intervenção, incluindo tratamento ambulatorial, tratamento familiar e tratamento em grupo.

A prestação de serviços de saúde mental a distância, utilizando tecnologias de comunicação remota, como videoconferência, telefone, *chat* ou mensagem de texto, cresce exponencialmente. Inúmeros estudos em TPQ e TPSI com crianças e adolescentes portadores de transtornos ansiosos e TOC foram publicados nos últimos 15 anos. Em uma revisão sistemática de estudos com crianças e adolescentes com transtornos ansiosos, TOC e depressão, Orsolini et al. destacam 18 estudos com jovens portadores de transtornos ansiosos (total de 4.038 sujeitos) que ofereceram intervenções em TPQ e TPSI por meio da TCC em diversas formas (individual, em grupo, em família). Todos os estudos demonstraram que as intervenções determinaram uma melhora na sintomatologia da ansiedade, que parece persistir ao longo do tempo. Além disso, a literatura publicada até o momento mostra a superioridade geral das intervenções baseadas em TSM em comparação com o placebo e, pelo menos, eficácia comparável à modalidade presencial.

Em relação a resultados obtidos com pacientes portadores de TOC pediátrico, os autores destacam 7 estudos (total de 200 pacientes) que ofereceram intervenções em TSM por meio da TCC, também em diversas formas (por meio da utilização de manuais de tratamento, que incluem orientações psicoeducacionais). Ressalta-se que a falta de homogeneidade entre as intervenções *online* utilizadas para tratar o TOC nesses estudos, além da pequena amostra de 200 sujeitos, torna a comparação entre os trabalhos bastante limitada. No entanto, os resultados preliminares dos estudos mencionados mostraram melhora significativa na sintomatologia do TOC (que persistiu ao longo do tempo), superioridade em relação ao placebo, além de eficácia comparável a intervenções em modalidade presencial.

TRANSTORNO DEPRESSIVO

Evidências na literatura sugerem que os tratamentos agudos mais eficazes para a depressão em crianças e adolescentes incluem intervenções psicossociais e o tratamento farmacológico, e a combinação dessas duas modalidades mostra-se ainda mais eficaz que os tratamentos utilizados individualmente.

Considerada intervenção psicossocial de primeira linha para a depressão em crianças e adolescentes, a TCC foca a identificação e a modificação de padrões de pensamentos negativos e comportamentos disfuncionais. Auxilia no desenvolvimento de habilidades de enfrentamento, promove mudanças em pensamentos negativos/disfuncionais e incentiva a adoção de comportamentos saudáveis. Em relação à utilização de medicamentos em jovens portadores de quadros depressivos, os antidepressivos são os compostos de escolha, particularmente os inibidores seletivos de recaptação de serotonina (ISRS).

Com a expansão da utilização de tratamentos via TSM, particularmente durante a pandemia de Covid-19, o número de estudos que comparam a eficácia de tal modalidade com o tratamento presencial de jovens portadores de depressão aumentou consideravelmente. Com resultados publicados na mesma revisão sistemática já mencionada, Orsolini et al. descrevem achados de 24 estudos (total de 8.432 indivíduos) realizados com crianças e adolescentes portadores de quadros depressivos submetidos a tratamento via TSM. As intervenções utilizadas nesses estudos incluem: a TCC (aplicada em vários formatos: por telefone, por videoconferência/internet/*web*-câmera); a terapia interpessoal; a terapia breve focal; técnicas de ativação comportamental/entrevista motivacional. Em geral, essas intervenções baseadas em TSM resultaram em boa melhora na sintomatologia depressiva (e que foi mantida ao longo do tempo), com superioridade de eficácia em comparação ao placebo, além de eficácia comparável a outros tipos de intervenções presenciais. Além disso, esses tipos de TSM mostraram-se bem-aceitos e viáveis, tanto para os pacientes como para seus familiares.

Cabe ressaltar, no entanto, que não há um consenso na literatura sobre a eficácia da TSM para crianças e adolescentes portadores de quadros depressivos. Em outro estudo recente de revisão sistemática e de metanálise, Eilert et al. compararam a eficácia de intervenções via TSM para jovens portadores de quadros depressivos a grupos controle. Incluíram na metanálise somente estudos randomizados e controlados e não encontraram diferença significativa entre os grupos estudados em relação à redução/melhora dos sintomas depressivos. Os autores reforçam, entretanto, que tais resultados têm que ser interpretados com cautela, uma vez que se baseiam em dados provenientes de número muito pequeno de estudos. Assim, podem não representar de forma significativa a eficácia potencial de intervenções por TSM no tratamento de jovens com quadros clínicos de depressão.

TRANSTORNOS DO ESPECTRO AUTISTA

Considerado um transtorno do neurodesenvolvimento, o transtorno do espectro autista (TEA) caracteriza-se por prejuízos na interação e comunicação sociais, associados a padrões restritos e estereotipados de comportamentos e/ou interesses. Seu manejo requer abordagem terapêutica abrangente, individualizada de acordo com a idade da criança e suas necessidades específicas.

Objetivos mais gerais do tratamento buscam maximizar o funcionamento da criança, levá-la a maior independência possível e melhorar sua qualidade de vida. Objetivos específicos abordam os déficits centrais dos TEA e buscam:

- Melhorar o funcionamento social.
- Melhorar as habilidades de comunicação (funcional e espontânea).
- Melhorar as habilidades adaptativas.
- Diminuir comportamentos não funcionais ou negativos.
- Promover o funcionamento acadêmico e a cognição.
- O diagnóstico precoce e o tratamento intensivo/intervenção precoce têm o potencial de afetar o resultado (de curto e longo prazos), particularmente no que diz respeito ao comportamento, habilidades funcionais e comunicação. Embora não haja cura, os sintomas podem diminuir com o tempo e, em uma pequena minoria, ser minimizados a ponto de não causarem mais incapacidade.

Alguns dos tratamentos mais eficazes para os TEA incluem:

- Intervenção comportamental intensiva: exemplos incluem a análise aplicada do comportamento (ABA), o Modelo Denver de Intervenção Precoce (ESDM) e a TCC. Essas intervenções se baseiam em princípios de aprendizagem e comportamento para ensinar habilidades sociais, linguagem, autocuidado e reduzir comportamentos problemáticos.
- Intervenção de desenvolvimento social: essas intervenções visam melhorar as habilidades sociais e de interação social. Exemplos incluem a abordagem do Programa de Enriquecimento Instrumental (PEI) e o treinamento de habilidades sociais.
- Terapia fonoaudiológica: visa melhorar a comunicação verbal e não verbal, bem

como ajudar na compreensão e expressão da linguagem.

- Terapia ocupacional: visa desenvolver habilidades sensoriais, motoras e de autocuidado, permitindo a participação/manejo de atividades diárias de forma mais independente.
- Intervenção educacional especializada: programas educacionais especializados que abrangem salas de aula inclusivas, apoio individualizado, adaptações curriculares e estratégias de ensino especializadas.
- Intervenções farmacológicas: em alguns casos, medicamentos podem ser prescritos para tratar sintomas específicos associados ao TEA e comorbidades, como hiperatividade, agressividade, ansiedade ou problemas de sono, ansiedade e depressão.

À medida que a telemedicina/telepsicologia evoluem, melhoram e ganham maior aceitação, profissionais de saúde também passam a explorar a implementação de serviços psicológicos e comportamentais de TSM para indivíduos com TEA.

Em recente revisão sistemática da literatura em serviços de TSM para pacientes com TEA, Ellison et al. incluíram 55 artigos de TSM com resultados sobre os tipos de serviços oferecidos aos pacientes com TEA, bem como sobre desfechos clínicos apresentados por estes. Os serviços prestados por TSM incluíram avaliações diagnósticas, intervenção precoce, ABA, avaliação funcional e treinamento de comunicação funcional, além de treinamento parental. A maioria dos estudos (3 sobre avaliações e 34 sobre o tratamento dos TEA) focou os pais dos pacientes como destinatários diretos de intervenções via TSM. Além disso, os resultados da maioria dos estudos sugeriram que o uso de serviços de TSM é possivelmente equivalente ao dos serviços presenciais ou pelo menos superior ao dos grupos controle.

TRANSTORNO DO DÉFICIT DE ATENÇÃO/HIPERATIVIDADE

O tratamento do TDAH envolve intervenções psicossociais, medicamentosas e educacionais. As estratégias de tratamento recomendadas para crianças e adolescentes com TDAH variam de acordo com a idade. A Academia Americana de Pediatria, a Academia Americana de Psiquiatria da Infância e Adolescência (AACAP), o Instituto Nacional de Excelência em Saúde e Cuidados do Reino Unido, entre outros, desenvolveram diretrizes ou parâmetros práticos para a avaliação e o manejo de crianças com TDAH. Preconiza-se uma abordagem multimodal que combina o tratamento comportamental e o farmacológico. As diretrizes europeias recomendam enfaticamente uma abordagem gradual, com intervenções psicocomportamentais como tratamentos de primeira linha, especialmente para crianças em idade pré-escolar e indivíduos afetados por formas mais brandas do transtorno. Já as norte-americanas não excluem a farmacoterapia como primeira abordagem terapêutica, mesmo em indivíduos mais jovens e em casos mais leves. Se o tratamento farmacológico for prescrito como primeira linha, deve sempre ser combinado com intervenções comportamentais. No entanto, é amplamente aceito que o tratamento farmacológico para o TDAH seja altamente eficaz (isoladamente ou em combinação com intervenções comportamentais), que traz maiores benefícios que a intervenção comportamental como modalidade terapêutica única e que os resultados são muito melhores quando uma abordagem estruturada ao manejo medicamentoso é adotada.

De fato, em estudos de curto e de médio prazos (até 2 anos), o tratamento medicamentoso apresenta melhores resultados na redução dos sintomas em comparação ao tratamento comportamental. O tratamento combinado dessas duas modalidades oferece diversas vantagens, incluindo resultados semelhantes ou melhores com utilização de doses menores de medicações, reduzindo, assim, a intensidade de efeitos.

De forma semelhante à observada em diversas áreas da medicina, a utilização da telemedicina para pacientes com TDAH tem enorme potencial de crescimento na utilização de serviços clínicos a pacientes e suas famílias. Em artigo que revisa a literatura sobre o uso da TSM em jovens com TDAH, Spencer et al. identificaram 11 artigos provenientes de três estudos clínicos distintos. Tais estudos sugerem que a TSM é de fácil utilização, valorizada por médicos, cuidadores e educadores, bem-aceita tanto em centros acadêmicos como em ambientes rurais /com menor acesso a tratamentos especializados. Seu uso também está associado à melhora clínica dos pacientes (diminuição dos sintomas e maior funcionalidade em atividades do dia a dia). Apesar da escassez de pesquisas na área, os resultados da literatura sugerem que a TSM pode ser um método viável para a avaliação e para o tratamento de jovens com TDAH. Ressalta-se, especificamente, a importância da TSM em regiões que têm pouco ou nenhum acesso a tratamentos especializados para o TDAH. A TSM permite que, além do tratamento local com profissionais de atenção primária, haja acesso direto ao tratamento por especialistas. Além disso, os mesmos especialistas podem fornecer consultoria especializada (p. ex., orientações práticas no manejo medicamentoso, em estratégias de tratamento) aos profissionais de atenção primária da comunidade.

Embora o número crescente de evidências reforce o potencial benefício da utilização e da viabilidade da TSM para crianças e adolescentes, futuros estudos requerem desenhos metodológicos de maior qualidade (o que inclui estudos clínicos randomizados e controlados), tamanhos de amostras mais adequados e utilização de grupos de controle mais apropriados. Tal necessidade não se limita a determinado transtorno mental, abrangendo a maioria deles. Sejam jovens portadores de sintomas depressivos ou ansiosos, de hiperatividade ou desatenção, ou ainda aqueles com dificuldades importantes de socialização/interação social.

CONSIDERAÇÕES PRÁTICAS EM TELEPSIQUIATRIA E TELEPSICOLOGIA

Antes de iniciar os atendimentos virtuais, profissionais de saúde mental devem respaldar sua prática de acordo com os preceitos éticos que regem a atividade profissional, bem como nas regulamentações legais impostas para a atividade de TSM. No Brasil, os principais norteadores são a Resolução do Conselho Federal de Medicina n. 2.314, de 2022, e a do Conselho Federal de Psicologia n. 11, de 2018.

No que diz respeito à tecnologia utilizada em atendimentos virtuais, ainda não existem evidências claras de que um tipo específico de tecnologia afete a qualidade ou os resultados desses atendimentos. A escolha da tecnologia deve levar em consideração fatores clínicos do paciente, o tipo de serviço que se deseja oferecer, bem como aspectos relacionados ao contexto ambiental. Além disso, é importante que a tecnologia seja de fácil uso tanto para o paciente/cuidador quanto para o profissional de saúde, e que seja financeiramente sustentável. Da mesma forma, não há critérios bem definidos na literatura que determinem se um paciente se adaptará melhor ou não ao atendimento em TPQ.

De forma geral os teleatendimentos na infância e adolescência, em seus diferentes ambientes e cenários onde são realizados, seguem princípios semelhantes aos atendimentos com pacientes adultos. No entanto, algumas questões são exclusivas ou exacerbadas em sessões com crianças e adolescentes e devem ser reconhecidas. Profissionais de saúde mental que trabalham com crianças e adolescentes devem levar em conta seu estágio de desenvolvimento, a participação de pais e cuidadores nas consultas, bem como fatores ambientais característicos da faixa etária, como a frequência à escola.

Dessa forma, os procedimentos para avaliação e tratamento em TSM em crianças e adolescentes devem ser ajustados de acordo com a fase do desenvolvimento do paciente. O local de atendimento deve conter equipamentos adequados à idade, necessários para níveis específicos de interação, permitindo atividades em que a criança possa interagir com os pais ou cuidadores e o profissional. Uma pequena seleção de brinquedos pode ser fornecida para determinar os interesses e habilidades da criança, mas brinquedos barulhentos, com múltiplos componentes, devem ser evitados a fim de evitar a distração excessiva da criança e a interferência nos microfones, atrapalhando a consulta.

Entre as particularidades da TSM na infância que devem ser levadas em conta nos atendimentos, a habilidade comunicativa é uma delas. Em pré-escolares e crianças menores os profissionais de saúde dependem, predominantemente, de informações transmitidas pelos cuidadores, enquanto os escolares já têm capacidade de expressar verbalmente alguns de seus sintomas. Além disso, é frequente a ocorrência de pacientes com transtornos de comunicação e linguagem, tornando o desafio ainda maior. A capacidade de engajamento durante a TSM pode ser afetada, especialmente em crianças menores e naquelas com dificuldades cognitivas, sensoriais ou comportamentais, trazendo a dificuldade em permanecer sentado em frente a uma tela. Outra questão muito comum é a necessidade de múltiplas fontes de informação e a necessidade de se comunicar com diferentes fontes durante as TSM. O prestador de cuidados deve ainda considerar o *status* do responsável e a capacidade de atender às necessidades da criança e participar do tratamento.

A privacidade e a confidencialidade podem representar desafios adicionais na TSM, tanto em termos de espaço físico quanto de segurança de dados.

É importante considerar as preocupações existentes sobre a privacidade e confidencialidade, especialmente entre os adolescentes, que podem ser agravadas durante uma videoconferência realizada em casa. A identificação de abuso e negligência também pode ser mais difícil durante a TSM em comparação com a consulta presencial, devido à observação limitada do comportamento e à falta de um exame físico adequado. Por fim, o diagnóstico e a intervenção precoces são fundamentais em saúde mental infantil, e a TSM pode apresentar dificuldades nesses aspectos, devido à observação limitada do comportamento e à impossibilidade de aplicação de técnicas específicas.

A disponibilidade da internet durante os atendimentos permite que o profissional explore com o adolescente *sites*, redes sociais e conteúdo de interesses. Já em escolares e pré-escolares, estes podem desenhar e compartilhar atividades com o profissional, o que pode ser uma fonte de avaliação de motricidade fina, atenção e criatividade. Além disso, por meio da utilização de objetos lúdicos, as crianças podem demonstrar sua capacidade de brincar simbólico e revelar conteúdos mentais que de outra forma não se mostrariam evidentes.

Com relação aos atendimentos realizados em ambientes exclusivamente domiciliares, a TSM já é implementada com segurança e sucesso em adultos com transtornos psiquiátricos graves, e estudos preliminares sugerem que em crianças, adolescentes e seus familiares é viável, aceitável e eficaz, além de ser especialmente relevante em alguns contextos específicos. A criança em casa oferece o potencial para a observação dos comportamentos em seu ambiente natural e o desenvolvimento de intervenções no ambiente onde serão utilizadas de fato. Isso pode ser particularmente útil para intervenções que envolvam interações entre pais e filhos, treinamento parental ou na implementação de habilidades aprendidas em seu ambiente doméstico.

Algumas recomendações devem ser observadas antes de iniciar os atendimentos domiciliares. Deve ser dada especial atenção à privacidade, particularmente em atendimentos com adolescentes. Às vezes é difícil encontrar um espaço isolado e à prova de som, onde as conversas não sejam ouvidas por outros, intencionalmente ou não. O profissional deve determinar se a família é apropriada para o cuidado domiciliar e sua capacidade de responder a quaisquer situações de emergência, devendo desenvolver um plano de segurança que consiste na localização física e endereço do paciente em caso de necessidade de acionamento de serviços de emergências. Muitas vezes, os próprios pais de crianças que procuram a saúde mental sofrem de transtornos psiquiátricos e podem estar comprometidos em sua capacidade de supervisionar os jovens durante as sessões de videoconferência.

Em determinadas situações, crianças e adolescentes podem apresentar agitação e agressividade, mesmo na presença de um adulto. Isso pode ocorrer em crianças com dificuldades cognitivas, hiperatividade, autismo, ansiedade ou comportamento desafiador. Por exemplo, elas podem desligar ou danificar o equipamento, agredir o cuidador, esconder-se ou tentar sair do ambiente. Esses comportamentos são mais desafiadores durante as consultas por TSM do que em encontros presenciais. É importante utilizar as mesmas estratégias de manejo comportamental que seriam aplicadas em uma sessão presencial, inclusive consultando os cuidadores sobre como eles normalmente lidam com esses comportamentos. O profissional deve estar preparado para interromper a situação se houver um aumento da desregulação emocional ou comportamental que seja prejudicial aos objetivos da consulta. Recomenda-se discutir antecipadamente com o paciente e/ou cuidador um plano de ação caso a sessão não possa ser redirecionada para um nível viável. Se todas as tentativas falharem, a opção pode ser encerrar a consulta e reagendar o atendimento. É ideal que essas estratégias sejam discutidas antes do início do atendimento.

Os serviços de telepsiquiatria domiciliar devem ser evitados se houver uma séria preocupação com a segurança do paciente e/ou se a família não consentir em desenvolver o plano de segurança. Não há contraindicações absolutas para o uso de TSM em crianças e adolescentes, exceto quando os próprios pacientes ou seus responsáveis legais se recusarem ao serviço. Existem algumas contraindicações relativas para TSM domiciliar, incluindo atendimentos para avaliações de guarda, avaliações forenses, investigação de alegações de abuso ou negligência, famílias com história de violência e pais instáveis emocionalmente.

CONCLUSÃO

Modalidades como a TPQ e a TPSI não representam tratamentos novos, mas alternativas úteis para a prestação de cuidados psiquiátricos e psicológicos. Os ainda poucos estudos disponíveis demonstram sua aceitabilidade e eficácia. Mais pesquisas são necessárias para saber se a qualidade dos cuidados e os resultados prestados aos jovens são comparáveis aos serviços prestados pessoalmente. Novos cenários e populações mostram-se promissores para implementação de serviços de TPQ e TPSI na infância e na adolescência, como triagens e intervenções em ambiente escolar, matriciamento em saúde mental na rede básica, emergências psiquiátricas, comunidades rurais e remotas, atendimento a minorias e instituições correcionais para jovens infratores.

A TSM tem o potencial de aumentar o acesso a serviços de saúde mental de qualidade ao permitir que profissionais de saúde mental prestem cuidados diretamente aos jovens e suas famílias apesar de distâncias geográficas e em múltiplos contextos; melhora a qualidade do cuidado ao disseminar conhecimentos psiquiátricos para transtornos específicos; e atua como meio de capacitação e colaboração com prestadores de saúde primários, otimizando suas competências no oferecimento de cuidados em saúde mental.

A TMH está se tornando um componente-chave na oferta de serviços de saúde mental e provavelmente se tornará ainda mais importante nos próximos anos. É muito provável que a prestação de cuidados médicos evolua e envolva modelos combinados de contatos presenciais e remotos de acordo com as necessidades.

SUGESTÕES DE LEITURA

1. American Academy of Child and Adolescent Psychiatry (AACAP) Committee on Telepsychiatry and AACAP Committee on Quality Issues. Clinical update: telepsychiatry with children and adolescents. J Am Acad Child Adolesc Psychiatry. 2017;56(10):875-93.
2. Asbahr FR, Castillo AR, Ito LM, et al. Group cognitive-behavioral therapy versus sertraline for the treatment of children and adolescents with obsessive-compulsive disorder. J Am Acad Child Adolesc Psychiatry. 2005;44(11):1128-36.
3. Asbahr FR, Labbadia EM, Castro LL (eds.). Ansiedade na infância e adolescência. Spada: programa de intervenção cognitivo-comportamental. Barueri: Manole; 2017.
4. Birmaher B, Brent D; the AACAP Work Group on Quality Issues. Practice parameter for the assessment and treatment of children and adolescents with depressive disorders. J Am Acad Child Adolesc Psychiatry. 2007;46(11):1503.
5. Brasil. Conselho Federal de Medicina (CFM). Resolução n. 2.314, de 20 de abril de 2022. Define e regulamenta a telemedicina, como forma de serviços médicos mediados por tecnologias de comunicação. Brasília, DF, 2022. Disponível em: https://www.in.gov.br/en/web/dou/-/resolucao-cfm-n-2.314-de-20-de-abril-de-2022-397602852. Acesso em: 10 maio 2023.
6. Brasil. Conselho Federal de Psicologia (CFO). Resolução n. 11, de 11 de maio de 2018. Regulamenta a prestação de serviços psicológicos realizados por meio de tecnologias da informação e da comunicação e revoga a Resolução CFP n. 11/2012. Brasília, DF, 2018. Disponível em: https://atosoficiais.com.br/lei/orientacao-psicologica-pela-internet-cfp?origin=instituicao Acesso em: 10 maio 2023.
7. Cain S, Sharp S. Telepharmacotherapy for child and adolescent psychiatric patients. J Child Adolesc Psychopharmacol. 2016;26(3):221-8.

8. Duden GS, Gersdorf S, Stengler K. Global impact of the Covid-19 pandemic on mental health services: a systematic review. J Psychiatr Res. 2022;154:354-77.
9. Dwyer TF. Telepsychiatry: psychiatric consultation by interactive television. Am J Psychiatry. 1973;130:865-9.
10. Eilert N, Wogan R, Leen A, Richards D. Internet-delivered interventions for depression and anxiety symptoms in children and young people: systematic review and meta-analysis. JMIR Pediatr Parent. 2022;5(2):e33551.
11. Ellison KS, Guidry J, Picou P, et al. Telehealth and autism prior to and in the age of Covid-19: a systematic and critical review of the last decade. Clinical Child and Family Psychology Review. 2021;24(3):599-630.
12. Geller D, March J; the AACAP Committee on Quality Issues parameter for the assessment and treatment of children and adolescents with obsessive-compulsive disorder. J Am Acad Child Adolesc Psychiatry. 2012;51(1):98-113.
13. Gloff NE, LeNoue SR, Novins DK, Myers K. Telemental health for children and adolescents. Int Rev Psychiatry. 2015;27(6):513-24.
14. Hoffnung G, Feigenbaum E, Schechter A, et al. Children and telehealth in mental healthcare: what we have learned from Covid-19 and 40,000+ sessions. Psychiatr Res Clin Pract. 2021;3(3):106-14.
15. Hyman SL, Levy SE, Myers SM, et al. Identification, evaluation, and management of children with autism spectrum disorder. Pediatrics. 2020;145(1):e20193447.
16. Lai MC, Lombardo MV, Baron-Cohen S. Autism. Lancet. 2014;383(9920):896-910.
17. March JS, Silva S, Petrycki S, et al. Fluoxetine, cognitive--behavioral therapy, and their combination for adolescents with depression: treatment for adolescents with depression study (Tads) randomized controlled trial. JAMA. 2004;292(7):807-20.
18. March JS; the Pediatric Obsessive-Compulsive Treatment Study Group. Cognitive-behavior therapy, sertraline, and their combination for children and adolescents with obsessive-compulsive disorder: the Pediatric OCD treatment study (POTS) randomized controlled trial. JAMA. 2004;292(16):1969-76.
19. Mucic D. WPA global guidelines for telepsychiatry. Eur Psychiatry. 2021;13;64(Suppl 1):S124.
20. Myers K, Nazeer A, Roth D, et al. Tele-treatment and teleconsultoriation with children and adolescents: building a global network. In: Rey JM, Martin A (eds.). IACAPAP e-textbook of child and adolescent mental health [edição em português: Dias Silva F, ed.]. Genebra: International Association for Child and Adolescent Psychiatry and Allied Professions; 2022.
21. Myers K, Nelson EL, Rabinowitz T, et al. American Telemedicine Association practice guidelines for telemental health with children and adolescents. Telemed J E Health. 2017;23(10):779-804.
22. Myers K, Roth DE. Telepsychiatry with children and adolescents. In: Martin A, Bloch MH, Volkmar FR (eds.). Lewi's child and adolescent psychiatry: a comprehensive textbook. 5th ed. Philadelphia: Wolters Kluwer; 2018.
23. Myers K, Vander Stoep A, Zhou C, et al. Effectiveness of a telehealth service delivery model for treating attention-deficit/hyperactivity disorder: a community--based randomized controlled trial. J Am Acad Child Adolesc Psychiatry. 2015;54(4):263-74.
24. National Institute for Health and Care Excellence. Attention deficit hyperactivity disorder: diagnosis and management. Nice guideline [NG87], March 2018.
25. Nelson EL, Barnard M, Cain S. Treating childhood depression over videoconferencing. Telemed J E Health. 2003;9(1):49-55.
26. Nelson EL, Bui TN, Velasquez SE. Telepsychology: research and practice overview. Child Adolesc Psychiatr Clin N Am. 2011;20(1):67-79.
27. Nelson EL, Patton S. Using videoconferencing to deliver individual therapy and pediatric psychology interventions with children and adolescents. J Child Adolesc Psychopharmacol. 2016;26(3):212-20.
28. Orsolini L, Pompili S, Salvi V, Volpe U. A systematic review on telemental health in youth mental health: focus on anxiety, depression and obsessive-compulsive disorder. Medicina. 2021;57:793.
29. Pliszka S; the AACAP Work Group on Quality Issues. Practice parameter for the assessment and treatment of children and adolescents with attention-deficit / hyperactivity disorder. J Am Acad Child Adolesc Psychiatry. 2007;46:894-921.
30. Polanczyk GV, Salum GA, Sugaya LS, et al. Annual research review: a metaanalysis of the worldwide prevalence of mental disorders in children and adolescents. J Child Psychol Psychiatry. 2015;56(3):34565.
31. Scivoletto S, Fondello MA, Otoch LN, et al. Child and adolescent psychiatry training in Brazil, Argentina, Uruguay and Chile: current panorama and future challenges. Eur Child Adolesc Psychiatry. 2020;29:71-81.
32. Slone NC, Reese RJ, McClellan MJ. Telepsychology outcome research with children and adolescents: a review of the literature. Psychol Serv. 2012;9(3):272-92.
33. Spencer T, Noyes E, Biederman J. Telemedicine in the management of ADHD: literature review of telemedicine in ADHD. Atten Disord. 2020;24(1):3-9.
34. Straker N, Mostyn P, Marshall C. The use of two-way TV in bringing mental health services to the inner city. Am J Psychiatry. 1976;133:1202-5.
35. The Multimodal Treatment Study of Children with ADHD (MTA) Cooperative Group. A 14-month randomized clinical trial of treatment strategies for attention--deficit / hyperactivity disorder. Arch Gen Psychiatry. 1999;56(12):1073-86.
36. Walkup JT, Albano AM, Piacentini J, et al. Cognitive behavioral therapy, sertraline, or a combination in childhood anxiety. N Engl J Med. 2008;359(26):2753-66.

37. Walter HJ, Buckstein OG, Bright AR, et al. Clinical practice guideline for the assessment and treatment of children and adolescents with anxiety disorders. J Am Acad Child Adolesc Psychiatry. 2020;59(10):1107-24.
38. Wittson CL, Benschoter R. Two-way television: helping the medical center reach out. Am J Psychiatry. 1972;129:624-7.
39. Wolraich ML, Hagan JF Jr.; the Subcommittee on Children and Adolescents with Attention-Deficit / Hyperactive Disorder. Clinical practice guideline for the diagnosis, evaluation, and treatment of attention-deficit / hyperactivity disorder in children and adolescents. Pediatrics. 2019;144(4):e20192528.
40. World Health Organization (WHO). How to plan and conduct telehealth consultations with children and adolescents and their families. 2021. Disponível em: https://apps.who.int/iris/handle/10665/350205. Acesso em: 14 jun. 2023.
41. Zangani C, Ostinelli EG, Smith KA, et al. Impact of the Covid-19 pandemic on the global delivery of mental health services and telemental health: systematic review. JMIR Ment Health. 2022;9(8):e38600.

15

Teleconsulta multiprofissional

Ana Paula Alves Reis (Nutrição)
Juliana Caires de Oliveira Achili Ferreira (Enfermagem)
Deborah Francis Patah Roz (Psicologia)
Ligia Pereira Saccani (Psicologia)
Ana Lúcia Capelari Lahóz (Fisioterapia)
Aide Mitie Kudo (Terapia Ocupacional)
Ana Cristina dos Santos Monteiro (Enfermagem)
Simone Aparecida Lima Pavani (Enfermagem)
Camila Bianca Nozella Di Petta (Farmácia)
Natalia Rose (Serviço Social)

PONTOS-CHAVE DESTE CAPÍTULO

- Conhecer as particularidades do atendimento por teleconsulta, da criança e adolescente, pela equipe multiprofissional de psicologia, fisioterapia, nutrição, terapia ocupacional, enfermagem, farmácia e serviço social.
- Identificar as vantagens e desvantagens da teleconsulta multiprofissional em pediatria.

INTRODUÇÃO

A suspensão das atividades de cuidados habituais durante a pandemia de Covid-19 tornou necessário encontrar vias alternativas para a continuidade e manutenção da assistência à saúde, não só para necessidades agudas, mas principalmente para os pacientes com doenças crônicas que precisam de avaliações regulares com necessidade de acompanhamento da equipe multidisciplinar, prevenindo, assim, complicações.

Nessa temática, a telessaúde constitui-se em uma nova forma de fornecer esses mesmos serviços de saúde à população. As atividades desempenhadas pelos profissionais não mudaram, mas o atendimento agora também pode ser feito de maneira diferente, a distância.

Algumas orientações prévias são necessárias para garantir eficácia e adesão à teleconsulta:

- Garantia de acesso à internet.
- Habilidade no manuseio de equipamentos.
- Local adequado para não haver interferências durante o atendimento.

- Esclarecimento sobre o objetivo do atendimento e possíveis limitações devido ao formato virtual.

Entre as vantagens da teleconsulta podemos elencar a redução de gastos associados aos atendimentos presenciais; a otimização do atendimento; a possibilidade de consultar pacientes que residem em regiões remotas e têm poucos recursos para locomoção; segurança para profissionais, pacientes e familiares em situações pandêmicas.

Na pediatria existem questões peculiares, e a decisão de realizar o atendimento na modalidade de teleconsulta deve ser tomada conjuntamente com os pais/responsáveis pelo bebê/criança. No caso dos adolescentes, estes devem ser incorporados à decisão. Ademais, são realizadas consultas dos profissionais apenas com os pais, consultas dos profissionais com os pais e o paciente, e consultas dos profissionais apenas com os pacientes.

TELECONSULTA EM PSICOLOGIA

No ano de 2005, o Conselho Federal de Psicologia (CFP) elaborou a Resolução CFP n. 012/2005, com o objetivo de regulamentar o atendimento psicoterapêutico e outros serviços psicológicos mediados por computador. Na referida resolução, essa forma de atendimento, por ser uma prática ainda não reconhecida pela psicologia, só poderia ser usada em caráter experimental e fazendo parte de um projeto de pesquisa devidamente aprovado por comitê de ética em pesquisa e reconhecido pelo Conselho Regional de Saúde. Essa resolução permitia outros serviços psicológicos mediados por computador, desde que não psicoterapêuticos.

Outras resoluções foram elaboradas no sentido da regulamentação das práticas psicológicas por meios tecnológicos, que foram ampliando gradativamente a utilização desses meios nas práticas psicológicas: Resolução CFP n. 11/2012, Resolução CFP n. 11/2018 e, mais recentemente, Resolução CFP n. 4/2020.

A Resolução de 2018 já estendia a regulamentação para outras práticas, inclusive para o atendimento psicológico para crianças e adolescentes, desde que com o expresso consentimento de ao menos um dos responsáveis legais e mediante avaliação de viabilidade técnica por parte do psicólogo para a realização desse tipo de serviço. Essa resolução também condicionou esse tipo de prática a um cadastro prévio junto ao Conselho Regional de Psicologia e sua devida autorização.

Com a pandemia de Covid-19 e a necessidade de distanciamento social, o atendimento psicológico *online*, antes visto e utilizado de forma reticente pela maioria dos psicólogos, passou a ser a modalidade possível para dar seguimento aos tratamentos psicológicos. Grande parte dos profissionais aderiu e teve que se adaptar a esse novo *setting* nos atendimentos. Nesse contexto de pandemia, foi elaborada a Resolução CFP n. 4/2020, que suspendeu alguns artigos da resolução de 2018, que considerava inadequados, e vedava o teleatendimento a pessoas e grupos em situação de urgência e emergência e de desastres, bem como a pessoas e grupos em situação de violação de direitos ou de violência.

Embora o uso de tecnologia na prestação de serviços psicológicos venha sendo considerado e regulamentado no decorrer dos últimos anos, o encontro presencial entre psicoterapeuta e paciente sempre foi concebido como o enquadre apropriado para a realização de um tratamento psicológico.

No caso de atendimento de crianças, essa condição sempre se colocou de forma ainda mais premente, já que a técnica de psicoterapia na infância envolve a utilização de material lúdico como facilitador da expressão dos conteúdos psíquicos do paciente. Por meio do ato de brincar e da relação transferencial que se estabelece com o profissional, este é incluído na cena terapêutica, permitindo que o trabalho aconteça. O psicólogo da infância utiliza seu corpo de maneira ativa, além das palavras, para dirigir o tratamento.

O cenário imposto pela pandemia trouxe um desafio aos psicólogos da infância, que precisaram rever conceitos e práticas, flexibilizando e criando junto ao paciente um espaço terapêutico viável.

Considerando o campo pediátrico e mais especificamente o ambiente hospitalar, os atendimentos psicológicos já acontecem em *settings* diversos da clínica tradicional. Atendimentos à beira do leito, em quartos compartilhados de enfermaria ou em centros intensivos colocam o desafio de preservar um ambiente favorável à garantia de sigilo, além de propício para a abordagem de temas que geram sofrimento.

Mesmo diante desse desafio, o encontro do psicólogo com a criança e o adolescente ainda obedece aos princípios e técnicas de um encontro presencial. Com a proposição da realização de teleconsulta em pediatria, para os psicólogos em hospital, acrescenta-se a tarefa de realizar um novo contrato com os pacientes e responsáveis para que os atendimentos se deem. Em uma instituição, além da mediação dos responsáveis, há o suporte de uma equipe que informa, solicita consentimento e notifica consultas. Cabe ao psicólogo abordar com o paciente outras especificidades, por exemplo, quão confortável e seguro ele fica em realizar consultas psicológicas no ambiente doméstico. Segundo Azevedo (2020), principalmente os adolescentes se sentem inseguros quanto à garantia de sigilo. Em relação às crianças, notou-se que há maior necessidade da presença e auxílio dos responsáveis na instalação do equipamento no horário marcado da consulta, além de outras demandas que possam surgir no decorrer dos atendimentos.

Com o estabelecimento do enquadre, são necessárias adaptações nas estratégias lúdicas e na elaboração de um novo espaço psicoterapêutico. É importante que o psicólogo disponha de flexibilidade para que, junto com o paciente, possa criar e alterar a disposição mais viável e propícia para as consultas. O psicoterapeuta deve levar em consideração as sugestões e propostas do paciente na formação do *setting*. O tempo de consulta, por exemplo, pode ser mais variável, assim como a mudança de atividade pode ocorrer mais vezes por conta de distrações ou novos estímulos do ambiente doméstico. O próprio ambiente doméstico, o quarto e objetos do paciente podem entrar na sessão como estímulo para que ele fale de si e de suas questões psíquicas.

A teleconsulta exige da criança a sustentação da atenção diante de uma tela, o que pode restringir seu interesse e até mesmo sua possibilidade de exploração e criação de situações que facilitem a abordagem de suas demandas. Novamente a flexibilidade e a criatividade do terapeuta são exigidas para o direcionamento e contorno de possíveis interferências e desvios.

Mesmo diante dessas variáveis, a viabilidade da teleconsulta com crianças e adolescentes vem sendo constatada na prática cotidiana. É o que também atestou uma pesquisa realizada por Azevedo (2020) com psicólogos que realizaram atendimentos *online* com essa faixa etária durante a pandemia de Covid-19.

TELECONSULTA EM FISIOTERAPIA

No início, a teleconsulta foi vista por fisioterapeutas como algo emergencial, realizado sem garantia de privacidade das informações. Porém, com o passar do tempo e o desenvolvimento tecnológico, a teleconsulta se expandiu e se consolidou, tendo sido regulamentada por meio da Resolução n. 516/2020 do Conselho Federal de Fisioterapia e Terapia Ocupacional (Coffito), autorizando a avaliação e o seguimento fisioterapêutico nas modalidades de teleatendimento, teleconsultoria e telemonitoramento.

Juntamente com essa expansão, e a partir da realização da telefisioterapia, percebeu-se a necessidade de educação continuada do fisioterapeuta, para que ele consiga ter uma comunicação clara e objetiva com o paciente e a família, bem como o desenvolvimento de sistemas que garantam o sigilo e a segurança dos dados.

Apesar dos obstáculos, muitos profissionais estão usando com sucesso a telefisioterapia, que tem como grande vantagem o acesso à saúde para indivíduos que residem em áreas distantes dos centros de referência ou que tenham dificuldade no transporte, reduzindo o custo de viagens e o tempo de deslocamento, já que o seguimento fisioterapêutico normalmente é realizado de forma contínua com necessidade de consultas periódicas.

A consulta de telefisioterapia pode ser realizada de forma síncrona ou assíncrona, com a possibilidade do fornecimento de material de apoio como vídeos e tutoriais, e material educativo aos cuidadores e/ou crianças maiores e adolescentes, capazes de compreender e auxiliar no seu autocuidado. Porém, para avaliações mais delicadas, em que a necessidade de monitoramento é pontual, como monitoramento da oxigenação noturna, por exemplo, ou durante a execução dos exercícios, aparelhos específicos podem ser enviados às famílias e devolvidos posteriormente para revisão e análise dos resultados, se o local de atendimento possuir esse tipo de recurso.

Outro ponto importante a destacar é a necessidade do levantamento do perfil dos pacientes que melhor se adéquem a esse tipo de atendimento com a substituição e a adequação da avaliação e das intervenções manuais do fisioterapeuta para as diferentes faixas etárias, o que nem sempre é uma tarefa fácil. A escolha dos recursos e das técnicas a serem utilizados na sessão de fisioterapia a distância deve levar em conta esses pontos e incluir uma linguagem dinâmica e lúdica, com distrações, jogos e brincadeiras para manter a criança motivada e mais colaborativa.

A pandemia trouxe fatores adicionais que contribuíram para o agravamento ou causaram o atraso motor das crianças, pela diminuição dos estímulos e pelo isolamento social. Pacientes com atraso do desenvolvimento neuropsicomotor são um grupo de crianças que tiveram adicionalmente o declínio do aprendizado motor, principalmente pela redução ou ausência do acompanhamento fisioterapêutico durante o período em que os atendimentos presenciais foram suspensos.

Crianças com esse tipo de disfunção podem ser beneficiadas pela telerreabilitação com efeitos positivos nessa modalidade de tratamento e inseridas em um programa de intervenção precoce e seguimento fisioterapêutico. O acompanhamento de forma remota também possibilita a avaliação do ambiente domiciliar e orientação aos familiares nesse contexto, que terá influência direta no seu aprendizado motor.

Outro perfil de paciente que parece ter bons resultados e boa adesão dos pacientes e familiares parece ser o grupo de pneumopatas crônicos, no qual o acompanhamento das manobras de remoção de secreção manuais ou instrumentais, que normalmente esses pacientes realizam periodicamente, também é possível por meio do teleatendimento, bem como sua avaliação funcional e a telerreabilitação.

Estudo realizado com pacientes com fibrose cística para avaliação da capacidade funcional por meio do teste do degrau de 3 minutos, teste senta e levanta de 1 minuto, *timed up and go*, mostrou-se eficaz e reprodutível, com resposta fisiológica similar à dos pacientes que os realizaram presencialmente. Todavia, para os pacientes mais graves, com maior risco de queda de saturação, a monitoração da oxigenação domiciliar se faz necessária durante a avaliação, e esse pode ser um fator dificultador quando há indisponibilidade do equipamento.

Por ser uma modalidade recente, ainda temos poucos dados sobre a eficácia e a capacidade de aceitação da telessaúde na fisioterapia pediátrica, e algumas famílias ainda se mostram reticentes quanto aos resultados por meio da teleconsulta, recusando essa modalidade de atendimento e ainda preferindo a consulta presencial, mas perspectivas positivas nos estimulam a incentivar esse tipo de atendimento, como demonstrado no estudo com pacientes com paralisia cerebral e transtornos autistas em que houve avaliação positiva de satisfação dos pais, porém com o levantamento de um ponto bastante interessante: a importância do vínculo entre terapeuta e paciente/cuidador, que parece ser mais forte se o paciente já tiver sido acompanhado presencialmente ou se o atendimento for realizado de forma híbrida.

TELECONSULTA EM NUTRIÇÃO

Em consequência do isolamento social exigido como medida preventiva ao coronavírus (Covid-19) e da necessidade da continuidade da prestação da assistência nutricional pelos nutricionistas, o Conselho Federal de Nutricionistas (CFN) publicou a Resolução n. 646, de 18 de março de 2020, mediante a qual fica facultado aos profissionais a assistência nutricional por meio não presencial até o dia 31 de agosto de 2020. Essa norma foi revogada pela Resolução n. 666, de 30 de setembro de 2020, que define e disciplina a teleconsulta como forma de realização da consulta de Nutrição por meio de tecnologias de informação e da comunicação (TIC) durante a pandemia de Covid-19 e institui o Cadastro Nacional de Nutricionistas para Teleconsulta (e-Nutricionista).

De acordo com a Resolução n. 666, no âmbito de atuação do nutricionista, "define-se por teleconsulta a consulta de Nutrição realizada de maneira remota, mediada por TICs, com comunicação síncrona entre nutricionista e cliente/paciente/usuário localizados em diferentes espaços geográficos, desde que mantido o caráter privativo e confidencial, e o e-Nutricionista consiste em um sistema *online* de Cadastro Nacional de Nutricionistas para Teleconsulta, com os objetivos de permitir ao cidadão verificar se determinado profissional encontra-se devidamente cadastrado, nos termos dessa regulamentação, assim como de subsidiar as ações de orientação e de fiscalização do Sistema CFN/Conselho Regional de Nutricionistas (CRN)".

São autorizadas, em caráter excepcional, teleconsultas de nutrição por meio da tecnologia da informação e da comunicação (TIC), ao nutricionista que esteja com a inscrição ativa no CRN, cadastrado no e-Nutricionista, acessível pelos *sites* do CFN ou dos CRN, e que utilize recursos de TIC para realização síncrona da teleconsulta, preferencialmente por videoconferência, que esteja adequado às necessidades do atendimento. A partir do início da vigência dessa resolução, o cadastro no e-Nutricionista deverá ser realizado pelo profissional previamente ao início da prestação de teleconsultas de nutrição. O nutricionista que prestar teleconsulta sem realizar o cadastro no sistema e-Nutricionista estará sujeito às penalidades previstas nas normas do CFN.

Segundo o estudo de Balbino e Spinelli (2022), quase metade dos nutricionistas entrevistados relatou não estarem cadastrados no e-Nutricionista, apesar de estarem atuando de forma remota, sendo esse um requisito necessário para o desempenho profissional.

O CRN está finalizando o processo de revisão da Resolução n. 666, que disponibilizou a teleconsulta durante a pandemia e está elaborando um Manual Prático de Teleconsulta de Nutrição que auxiliará o nutricionista nessa modalidade.

O atendimento *online* do nutricionista deve prezar pela qualidade do cuidado nutricional que compreenda desde a avaliação alimentar, clínica, bioquímica e antropométrica relatado pelo paciente, diagnóstico nutricional, orientação nutricional, acompanhamento dos resultados, reavaliações e, paralelamente a isso, atender às normas legais do Código de Ética do Nutricionista.

Segundo o CFN, o registro do atendimento deve conter as informações clínicas e administrativas do paciente necessárias para tomada de decisão, com diagnóstico, prescrição dietética e monitoramento da evolução nutricional, em meio físico (papel) ou eletrônico. No caso de registro eletrônico, deve-se verificar como será realizado o registro ao mesmo tempo que se utiliza tecnologia de teleatendimento. Pode ser mais interessante, por exemplo, fazer a teleconsulta pelo *smartphone* ou *tablet*, para disponibilizar o computador para o registro. Os dados clínicos do paciente devem ser preenchidos em cada contato com o paciente, com data e hora, informando ainda qual foi a tecnologia utilizada no atendimento. No caso de atendimento não presencial vinculado a instituições, devem ser respeitados os critérios de registro interno.

Segundo Bricarello e Poltronieri (2021), a teleconsulta tem vantagens, pois diminui as barreiras geográficas, amplia o acesso à saúde aos pacientes de todo o mundo, reduz os custos com saúde, melhora a aceitação do paciente e gera melhores resultados, Brunton et al. (2021), por sua vez, em seu estudo, evidenciaram que a telenutrição pode ajudar a melhorar a assistência nutricional, diminuir a taxa de absenteísmo, aumentar a aceitação do tratamento e, consequentemente, melhorar os resultados nutricionais e de saúde, além de reduzir a carga sobre os recursos de saúde.

Na pediatria o nutricionista está se adaptando a essa nova forma de atendimento *online*, em virtude de ser uma prática recente. Segundo estudo de Balbino e Spinelli (2022), a etapa da consulta mais prejudicada pelo atendimento remoto é a da antropometria e do contato com o paciente. Os principais desafios mencionados foram a humanização, o vínculo e a adesão do paciente, levando em conta seu entendimento, aceitação, contato visual, busca por um bom ambiente para as consultas e boa conexão de internet para os atendimentos. As principais desvantagens consistiram em: falta de avaliação física e antropometria, falhas na conexão, contato com o paciente, interrupções externas e falhas na avaliação nutricional.

TELECONSULTA EM TERAPIA OCUPACIONAL

Em 2014, a World Federation for Occupational Therapy (WFOT), por meio da "Declaração de Posição", definiu o termo telessaúde para designar o meio de prestação de serviço de terapia ocupacional (TO) utilizando a TIC quando o profissional e o cliente estão distantes geograficamente, e enfrentam diferentes barreiras de acesso para resolver suas necessidades de saúde, colocando-os em conexão quando atendimentos presenciais não são possíveis. Na telessaúde as ações entre o terapeuta ocupacional e o cliente podem ser síncronas, isto é, interação concomitante em tempo real, ou assíncronas, após a gravação de dados, informações ou produção de materiais para serem acessados posteriormente pelo cliente e pelo terapeuta.

Quanto à eficácia da telessaúde, em 2011 o Relatório Mundial sobre a Deficiência, da Organização Mundial da Saúde (OMS) e do Banco Mundial, já valorizava e evidenciava essa modalidade de atendimento na reabilitação, afirmando que os resultados clínicos podem ser similares se comparados aos atendimentos presenciais convencionais.

No Brasil, em 2020, diante da crise sanitária e humanitária causada pela pandemia, declarada pela OMS, o Coffito publicou a Resolução n. 516, que suspende temporariamente a proibição de dar consulta ou prescrever tratamento terapêutico ocupacional de forma não presencial, regulamentada anteriormente no Código de Ética e Deontologia da Terapia Ocupacional, e dá permissão para atendimento não presencial nas modalidades teleconsulta, teleconsultoria e telemonitoramento.

A teleconsulta compreende a consulta clínica registrada e realizada pelo terapeuta ocupacional a distância; o telemonitoramento, o acompanhamento a distância de paciente atendido previamente de forma presencial, por meio de aparelhos tecnológicos, utilizando métodos síncronos e assíncronos; e a teleconsultoria, a comunicação registrada e realizada entre profissionais e outros interessados da área de saúde, com o fim de esclarecer dúvidas sobre procedimentos clínicos, ações de saúde e questões relativas ao processo de trabalho.

O terapeuta ocupacional tem autonomia e independência para determinar os pacientes que podem ser atendidos ou acompanhados a distância, e tal decisão deve basear-se em evidências científicas, no benefício e na segurança de seus pacientes.

De acordo com o artigo 5º da Resolução Coffito n. 516, o profissional deve obedecer às normas técnicas de guarda, manuseio e transmissão de dados, bem como a confidencialidade, privacidade e sigilo profissional, de maneira semelhante ao atendimento presencial.

> A teleconsulta, nova modalidade de prática, auxilia o terapeuta ocupacional a acompanhar de forma virtual o cotidiano do paciente, podendo analisar as atividades que desempenha, identificando as facilidades e a interferência que o contexto ambiental proporciona. É possível também monitorar e reavaliar as-

pectos de desenvolvimento global do bebê/criança.

É evidente que atendimentos que necessitem de técnicas e métodos que utilizem a manipulação e o contato físico do terapeuta não podem ser realizados de forma virtual.

Apesar do respaldo legal para realização da teleconsulta, ainda é uma modalidade recente, e os profissionais estão se adaptando para esse fim, havendo, portanto, poucas publicações em relação a esse tema.

TELECONSULTA EM ENFERMAGEM

A tele-enfermagem, assim como outros componentes da telessaúde, acontece quando o enfermeiro cuida dos pacientes a distância utilizando TIC.

A primeira publicação sobre o assunto ocorreu em 1974, pela enfermeira Mary Quinn, funcionária de um hospital em Boston, nos EUA, que fazia telemedicina especializada para hospitais de pequeno porte. Naquela época, Mary comprovou a importância da competência técnico-científica e de educador do enfermeiro, relevantes para atuar na tele-enfermagem.

Já o estudo considerado pioneiro na tele-enfermagem foi realizado por Horton em 1997, baseado em uma pesquisa enviada para 130 tele-enfermeiras nos EUA com o intuito de identificar os papéis, responsabilidades e práticas de tele-enfermagem. O autor evidenciou que a prática de enfermagem de maneira autônoma via telessaúde pode melhorar a qualidade e a acessibilidade do cuidado de enfermagem.

O International Council of Nurses (Conselho Nacional de Enfermeiros) aborda a telemedicina em enfermagem usando o termo tele-enfermagem, e afirma que a enfermagem, assim como outras profissões de saúde, tem a responsabilidade de desenvolver suas próprias competências para garantir a prestação de cuidados de saúde segura, eficaz e competente mediante tecnologias de saúde, com abordagem baseada no cuidado centrado no paciente e na família.

No Brasil, as atividades exercidas na tele-enfermagem são respaldadas pelo Código de Ética da Profissão e por resoluções do Conselho Federal de Enfermagem (Cofen), que regulamenta e autoriza as teleconsultas pelo profissional enfermeiro. Conforme o Cofen, as ações mediadas por TIC devem ser realizadas em plataformas seguras, observando a Lei Geral de Proteção de Dados vigente (Lei n. 13.709/2018). O artigo 2º da Resolução Cofen n. 696/2022 – alterada pelas Resoluções Cofen n. 707/2022 e 713/2023 – estabelece que a prática de tele-enfermagem engloba consulta de enfermagem, interconsulta, consultoria, monitoramento, educação em saúde e acolhimento da demanda espontânea, mediadas por tecnologia da informação e comunicação. Por sua vez, o artigo 5º dispõe sobre a obrigatoriedade do consentimento do paciente ou usuário envolvido, ou de seu responsável legal, e realizada por sua livre decisão, sendo passível de desistência a qualquer tempo e, consequentemente, de retirada do consentimento.

A avaliação clínica consiste no monitoramento do paciente, incluindo sinais de alerta e eventuais fatores de risco oriundos da avaliação. Para tanto, é necessária a confecção de um protocolo com informações específicas para o tipo de consulta a ser realizado, se com pacientes adultos ou pediátricos, portadores de doenças crônicas, raras ou pacientes submetidos a procedimentos específicos, como transplantes e outras cirurgias, além de pacientes que estão em acompanhamento para tratamento de lesões.

O enfermeiro, antes de realizar a teleconsulta, deve acessar o prontuário do paciente, verificar o último atendimento realizado, listar as perguntas que deverão ser feitas durante o atendimento e reservar um tempo para eventuais dúvidas que surgirem. Também é importante que tenha uma câmera com boa visualização para realizar um exame físico dentro do possível e obter o maior número de informações a fim de direcionar as condutas de enfermagem.

Mediante os achados, o enfermeiro deve solicitar que o paciente compareça ao hospital em caráter imediato, ou orientar que compareça à próxima consulta agendada, sendo relevante o fato de que a infraestrutura necessária para o desempenho das ações de tele-enfermagem, o armazenamento, guarda e mecanismos de segurança dos dados são de responsabilidade da instituição à qual o profissional está vinculado. Para o enfermeiro autônomo e liberal, a responsabilidade é dele mesmo.

Assim como em teleconsultas realizadas por outros profissionais, o enfermeiro também encontra algumas dificuldades para sua realização, como a recusa de alguns pais em participar, uma vez que a teleconsulta é uma modalidade recente no país e gera apreensão em alguns casos; o tipo de câmera que os pais possuem, porque eventualmente pode dificultar a visualização do paciente para acompanhamento da resolução de lesões e outros achados identificados na coleta de dados e consequente exame físico, dentro do possível, o que pode prejudicar a avaliação do enfermeiro.

TELECONSULTA EM FARMÁCIA

Os serviços de farmácia no Brasil, até 1 ano atrás, não apresentavam regulamentação para teleconsulta e teleatendimento a pacientes, cenário que mudou com a pandemia de Covid-19, uma vez que houve a necessidade de encontrar formas de acompanhar o uso de medicamentos pela população nessa época.

Em 20 de julho de 2022, o Conselho Federal de Farmácia (CFF) publicou a Resolução CFF n. 727/2022 1FA, que regulamenta a telefarmácia. Esse documento é de grande importância para o profissional de farmácia, pois garante a ampliação de sua atuação perante a sociedade, seja de forma coletiva ou individual, enfatizando a responsabilidade de promover serviços destinados ao paciente, a sua família e à comunidade, de modo a alcançar também o atendimento a locais mais distantes e de difícil acesso. Como ponto positivo, destaca-se a possibilidade de aumentar e melhorar a vigilância em relação ao uso de medicamentos pela população.

Entende-se a telefarmácia como o exercício da farmácia clínica mediado por TIC, de forma remota, síncrona (tempo real) ou assíncrona, para fins de promoção, proteção, monitoramento, manutenção e recuperação da saúde e prevenção de doenças, bem como a resolução de problemas farmacoterápicos, uso racional de medicamentos e de outras tecnologias em saúde.

A telefarmácia pode ser executada nas seguintes modalidades:

- Teleconsulta farmacêutica: consulta realizada pelo farmacêutico de forma não presencial, síncrona, que permite a interação com o paciente ou responsável legal. Cabe ressaltar que a troca de informações por intermédio de vídeos, áudios ou mensagens de textos não é considerada teleconsulta. O perfil do paciente a ser atendido pela teleconsulta será definido pelo farmacêutico, que tem autonomia para determinar se o paciente e/ou responsável legal podem ser atendidos ou não de forma remota.

- Teleinterconsulta: consulta farmacêutica com a participação de farmacêuticos e outros profissionais da equipe multidisciplinar, podendo o paciente e/ou responsável legal estar presentes ou não. Esse tipo de consulta tem como propósito realizar a avaliação do caso clínico, bem como a troca de opiniões e condutas a serem adotadas pelos profissionais para melhorar a condição clínica do paciente e dos resultados esperados e melhorar, consequentemente, a adesão ao tratamento pelo paciente.
- Telemonitoramento ou televigilância: é o monitoramento ou vigilância remota de parâmetros de saúde ou doença do paciente. É recomendada a utilização de equipamentos registrados no Ministério da Saúde (MS) ou na Agência Nacional de Vigilância Sanitária (Anvisa) para a realização dessa atividade. Todos os dados obtidos nesse tipo de consulta devem ser registrados em prontuário.
- Teleconsultoria: é a interação entre farmacêuticos e outros profissionais com a finalidade de emitir pareceres técnicos e administrativos, e assim recomendar ações de cuidado em saúde. A teleconsultoria pode ocorrer de forma presencial ou não, e não inclui a avaliação de casos clínicos específicos.

É importante ressaltar que as modalidades de telefarmácia podem ser realizadas e transmitidas por meio de teleconferência para fins de educação, pesquisa e treinamento, desde que exista autorização do paciente ou responsável legal. Além disso, todo documento eletrônico emitido pelo farmacêutico e sua respectiva plataforma devem estar registrados no Conselho Regional de Farmácia (CRF), com representação no Brasil, e tendo um farmacêutico como responsável técnico. O sistema deve garantir a segurança de dados dos pacientes e ser de fácil acesso quando solicitado por estes. Todo documento emitido eletronicamente deve estar assinado digitalmente pelo farmacêutico responsável pelo atendimento, que não deve interferir na qualidade da atenção aos pacientes e na recuperação e comprometimento de sua saúde.

> A telefarmácia surge para melhorar o diálogo entre o farmacêutico profissional e os pacientes, visando aproximá-los de seu tratamento, facilitar a adesão medicamentosa, sanar dúvidas pertinentes, garantir acessibilidade, otimizar o trabalho dos demais profissionais da saúde e, assim, garantir resultados mais positivos. Entretanto, a telefarmácia não substitui a exigência legal da presença do farmacêutico responsável na farmácia, durante o horário de funcionamento do estabelecimento.

TELECONSULTA EM SERVIÇO SOCIAL

O assistente social é um profissional que se insere em diversos espaços sócio-ocupacionais, e historicamente tem vasta inserção no âmbito da política de saúde. Ao apropriar-se das discussões acerca da saúde em sua concepção ampliada, o serviço social atua compreendendo-a no contexto dos determinantes sociais, estruturais e conjunturais que influem na realidade apresentada.

Na escolha de abordagens e dos instrumentos apropriados às abordagens definidas, algumas ferramentas remotas, como o uso de telefone para realização de atendimentos, sempre foram utilizadas pelo serviço social, porém a pandemia acelerou o processo de entrada de outras TIC no trabalho profissional, não restando dúvidas de que ao longo da história de transformação da humanidade as tecnologias são resultado da força de trabalho e das relações sociais de produção, em que os sujeitos criam e recriam suas formas com base em suas necessidades e desejos.

Partindo desse cenário e seguindo a evolução e a atualização nas formas de atendimentos na rede de saúde, o serviço social passou a discutir a utilização da teleconsulta como possibilidade de trabalho.

> O Conselho Federal do Serviço Social (CFESS) não regulamenta a modalidade de atendimento *online*, por haver ponderações acerca da qualidade do serviço prestado dessa forma. Garantia de preceitos ético-profissionais, em especial no que se refere ao sigilo profissional, tornam-se parte dessas ponderações.

O CFESS reforça que não cabe decidir se pode, ou não pode, a modalidade de teleconsulta no serviço social, mas sim que os profissionais precisam se perguntar o que pretendem alcançar com esse tipo de atendimento e quais são as estratégias para esse alcance. A decisão sobre as situações em que é possível ou não adotar a teleconsulta precisa passar pelo diálogo com os profissionais e suas entidades representativas.

Em hospitais pediátricos, o público principal atendido pelo serviço social se constitui dos responsáveis legais e familiares dos pacientes que utilizam o serviço. Realiza-se atendimento social, que inclui acolhimento, entrevista social, escuta qualificada e articulação com as redes dos municípios e estados de origem dessas crianças e adolescentes, a fim de garantir sua saúde integral.

Nesse contexto, a realização de atendimentos *online* pode ser um instrumento importante para o desenvolvimento do trabalho, pois torna possível realizar atendimento sem a presença do paciente, deixando o responsável legal (na maioria das vezes, a mãe) mais à vontade e tranquilo para conversar. Há otimização do tempo e dos recursos financeiros dessa família e, principalmente, a possibilidade de minimizar os impactos que incidem no processo saúde-doença, com acompanhamento mais próximo devido à frequência de atendimentos que se possa realizar.

A teleconsulta nessa condição se apresenta como uma possibilidade de informação e democratização da saúde, mas precisa ficar claro que, para essa forma de atendimento ser incorporada ao desenvolvimento do trabalho dos assistentes sociais, é necessário que se mantenham suas atribuições privativas. Suas intervenções e competências profissionais precisam ser planejadas, produzidas e executadas, e é importante que esse formato de atendimento seja uma escolha conjunta com o usuário, levando em conta as desigualdades nas condições de acesso da população atendida.

CONCLUSÃO

Pode-se dizer que a teleconsulta, em especial depois da pandemia de Covid-19, é uma ferramenta-chave para a resolução de problemas de saúde e dos desafios de saúde do futuro. Tem se mostrado uma nova modalidade que deve ser encorajada e estimulada para o seguimento na pediatria como possibilidade eficaz, com foco na experiência do paciente e na saúde dessa população. Todavia, novas pesquisas são necessárias para identificar as diferentes áreas em que a teleconsulta pode beneficiar os pacientes, além de conseguir que o maior número de pacientes e profissionais aceite essa modalidade e veja sua experiência de atendimento melhorada, em especial na população pediátrica.

Mesmo com eventuais desvantagens, como falta de acesso a dispositivos eletrônicos ou conexões de internet inadequadas, que podem impossibilitar a realização de consultas a distância, ou problemas técnicos que podem prejudicar a comunicação entre profissional e paciente, essa nova ferramenta tem um futuro promissor na saúde e traz benefícios tanto para a equipe multiprofissional como para os pais, crianças e adolescentes, pois pode otimizar o atendimento presencial e repercutir diretamente na adesão ao tratamento.

SUGESTÕES DE LEITURA

1. American Nurses Association (ANA). Core principles on connected health. June 6, 2019. Disponível em: https://www.nursingworld.org/~4a9307/globalassets/docs/ana/practice/ana-core-principles-on-connected-health.pdf. Acesso em: 14 jun. 2023.
2. Azevedo EC, Feil CF, Riter HS, et al. Psicoterapia de orientação psicanalítica on-line com crianças e adolescentes em tempos de isolamento social. CEAPIA. 2020;29:125-38.
3. Balbino DE da S, Spinelli SMC. Análise de satisfação dos nutricionistas em relação às teleconsultas durante a pandemia de Covid-19 no Brasil [Analysis of nutritionists' satisfaction with teleconsultations during the Covid-19 pandemic in Brazil]. Braz J Develop. 2022;8(3):20899-915. Disponível em: https://ojs.brazilianjournals.com.br/ojs/index.php/BRJD/article/view/45654. Acesso em: 26 maio 2023.
4. Brasil. Conselho Federal de Enfermagem (Cofen). Resolução Cofen n. 696/2022. Dispõe sobre a atuação da Enfermagem na Saúde Digital, normatizando a Telenfermagem. Brasília, DF, 2022. Disponível em: http://www.cofen.gov.br/resolucao-cofen-no-696-2022_99117.html. Acesso em: 14 jun. 2023.
5. Brasil. Conselho Federal de Enfermagem (Cofen). Resolução Cofen n. 707/22. Altera, "ad referendum" do Plenário do Cofen, a redação do art. 5º da Resolução Cofen n. 696, de 17 de maio de 2022. Brasília, DF, 2022. Disponível em: http://www.cofen.gov.br/resolucao-cofen-no-707-2022_101490.html. Acesso em: 14 jun. 2023.
6. Brasil. Conselho Federal de Enfermagem (Cofen). Resolução n. 564/2017. Aprova o novo Código de Ética dos Profissionais de Enfermagem. 6 de novembro de 2017. Disponível em: http://www.cofen.gov.br/resolucao-cofen-no- 5642017_59145.html. Acesso em: 14 abr. 2023.
7. Brasil. Conselho Federal de Farmácia (CFF). Resolução n. 727, de 30 de junho de 2022. Dispõe sobre a regulamentação da Telefarmácia. Brasília, DF; 2022.
8. Brasil. Conselho Federal de Fisioterapia e Terapia Ocupacional (Coffito). Resolução n. 516, de 20 de março de 2020. Dispõe sobre a suspensão temporária do Artigo 15, inciso II e Artigo 39 da Resolução Coffito n. 424/2013 e Artigo 15, inciso II e Artigo 39 da Resolução Coffito n. 425/2013 e estabelece outras providências durante o enfrentamento da crise provocada pela Pandemia do Covid-19.
9. Brasil. Conselho Federal de Nutricionistas (CFN). Resolução CFN n. 646, de 18 de março de 2020. Suspende até o dia 31 de agosto de 2020 o disposto no artigo 36 da Resolução CFN nº 599, de 25 de fevereiro de 2018, que aprova o Código de Ética e de Conduta dos Nutricionistas.
10. Brasil. Conselho Federal de Nutricionistas (CFN). Resolução CFN n. 660, de 21 de agosto de 2020. Suspende até o dia 28 de fevereiro de 2021 o disposto no artigo 36 da Resolução CFN n. 599, de 25 de fevereiro de 2018, que aprova o Código de Ética e de Conduta dos Nutricionistas. Diário Oficial da União, Brasília, n. 162, 2020.
11. Brasil. Conselho Federal de Nutricionistas (CFN). Resolução n. 666, de 30 de setembro de 2020. Define e disciplina a teleconsulta como forma de realização da Consulta de Nutrição por meio de tecnologias da informação e da comunicação (TICs) durante a pandemia da Covid-19 e institui o Cadastro Nacional de Nutricionistas para Teleconsulta (e-Nutricionista). Diário Oficial da União, Brasília, n.190, 2020.
12. Brasil. Conselho Federal de Psicologia (CFP). Resolução n. 011/2012. Regulamenta os serviços psicológicos realizados por meios tecnológicos de comunicação a distância, o atendimento psicoterapêutico em caráter experimental e revoga a Resolução CFP n. 12/2005.
13. Brasil. Conselho Federal de Psicologia (CFP). Resolução n. 012/2005. Regulamenta o atendimento psicoterapêutico e outros serviços psicológicos mediados por computador e revoga a Resolução CFP n. 003/2000.
14. Brasil. Conselho Federal de Psicologia (CFP). Resolução n. 11, de 11 de maio de 2018. Regulamenta a prestação de serviços psicológicos realizados por meios de tecnologias da informação e da comunicação e revoga a Resolução CFP n. 11/2012.

15. Brasil. Conselho Federal de Psicologia (CFP). Resolução n. 4, de 26 de março de 2020. Dispõe sobre regulamentação de serviços psicológicos prestados por meio de Tecnologia da Informação e da Comunicação durante a pandemia do Covid-19.
16. Brasil. Conselho Federal de Serviço Social (CFESS). Resolução n. 493/2006. Dispõe sobre as condições éticas e técnicas do exercício profissional do assistente social. Disponível em: http://www.cfess.org.br/arquivos/Resolucao_493-06.pdf. Acesso em: 14 jun. 2023.
17. Brasil. Conselho Federal de Serviço Social (CFESS). Teletrabalho e Teleperícia: orientações para assistentes sociais no contexto da pandemia. Brasília: CFESS; 2020.
18. Bricarello LP, Poltronieri F. Ethical and technical aspects of nutrition teleconsultation in Covid-19 days. Rev Nutr. 2021;34:e200265.
19. Brunton C, Arensberg MB, Drawert S, et al. Perspectives of registered dietitian nutritionists on adoption of telehealth for nutrition care during the Covid-19 pandemic. Healthcare (Basel). 2021;9(2):235:1-9.
20. Calasans GASA. Testes funcionais aplicados sob supervisão direta (face-to-face) e indireta (telemonitoramento) em crianças e adolescentes com fibrose cística: um estudo de viabilidade. [Dissertação]. São Paulo: Universidade Nove de Julho (Uninove); 2021.
21. Cardoso J, Castilho T, Wamosy RMG. Telerreabilitação e telefisioterapia em pediatria. In: Profisio: Programa de Atualização em Fisioterapia Pediátrica e Neonatal: cardiorrespiratória e terapia intensiva: Ciclo 10: Volume2. Associação Brasileira de Fisioterapia Cardiorespiratória e Fisioterapia em Terapia Intensiva et al. (orgs.). Porto Alegre: Artmed Panamericana; 2021. p.11-46.
22. Chahl-Horton M. Identifying nursing roles, responsibilities, and practices in telehealth/telemedicine. Healthc Inf Manage. 1997;11(2):5-13.
23. Dostie R, Gaboury I, Cinar E, Camden C. Acceptability of pediatric telerehabilitation interventions provided by physical therapists and occupational therapists: a scoping review. Phys Occup Ther Pediatr. 2022;42(6):615-34.
24. Flesler A. A psicanálise de crianças e o lugar dos pais. Rio de Janeiro: Zahar; 2012.
25. Hall JB, Luechtefeld JT, Woods ML. Pediatric physical therapists' perceptions of telehealth continuation post-pandemic: a thematic analysis of open-ended survey responses. Pediatr Phys Ther. 2022;34(3):353-60.
26. Hurtubise K. Telehealth: moving it forward as an option to enhance family-centered pediatric rehabilitation services: a commentary on "'Another tool in your toolkit': pediatric occupational and physical therapists'perspectives of initiating telehealth during the Covid-19 pandemic". Phys Occup Ther Pediatr. 2022;42(5):482-9.
27. Mercuri E, Zampino G, Morsella A, et al. Contactless: a new personalised telehealth model in chronic pediatric diseases and disability during the Covid-19 era. Ital J Pediatr. 2021;47:29.
28. Morcillo-Serra C, Aroca-Tanarro A. Teleconsultation and videoconsultation forever? Med Clin (Engl Ed). 2022;158(3):122-4.
29. Olson CA, Thomas JF. Telehealth: no longer an idea for the future. Adv Pediatr. 2017;64(1):347-70.
30. Quinn EE. Teleconsultation: exciting new dimension for nurses. RN. 1974;37(2):36-42.
31. Raichelis R. Atribuições e competências profissionais revisitadas: a nova morfologia do trabalho no Serviço Social. In: Conselho Federal de Serviço Social. Atribuições privativas do assistente social 2. Brasília; 2019. Disponível em: http://www.cfess.org.br/arquivos/CFESS202-AtribuicoesPrivativas-Vol2-Site.pdf. Acesso em: 14 jun. 2023. p. 11-42.
32. Santos MES, Silva LP, Santana CMF, et al. Estratégias de intervenção em telessaúde e reabilitação: pandemia da Covid-19, Resolução n. 516 do Coffito e nova modalidade de assistência terapêutica ocupacional no Brasil. Rev Interinst Bras Ter Ocup. 2021;3(5):432-9.
33. Schlachta-Fairchild L. Telehealth: a new venue for health care delivery. Semin Oncol Nurs. 2001;17(1):34-40.
34. Schmeil MA. Saúde e tecnologia da informação e comunicação. Fisioter. 2013;26(3):477-8. Disponível em: https://www.scielo.br/j/fm/a/NNRGxMy9Zp5BtbMVBkhN7BP/?format=pdf&lang=pt. Acesso em: 14 jun. 23.
35. World Federation of Occupational Therapists. World Federation of Occupational Therapists' position statement on telehealth. Int J Telerehabil. 2014;6(1):37-9.
36. World Health Organization (WHO). Relatório mundial sobre a deficiência [World report on disability 2011]. The World Bank; tradução Lexicus Serviços Linguísticos. São Paulo: SEDPcD: 2012. Disponível em: https://apps.who.int/iris/bitstream/handle/10665/44575/9788564047020_por.pdf. Acesso em: 14 jun. 2023.
37. Zischke C, Simas V, Hing W, et al. The utility of physiotherapy assessments delivered by telehealth: a systematic review. J Glob Health. 2021;11:04072.

16

Telerreabilitação

Mariana Cavazzoni Lima de Carvalho
Fernanda Martins
Linamara Rizzo Battistella

PONTOS-CHAVE DESTE CAPÍTULO

- Conhecer os princípios da telerreabilitação.
- Conhecer os principais objetivos terapêuticos que podem ser trabalhados durante a telerreabilitação.
- Aprender as vantagens e desvantagens da teleconsulta de reabilitação e adaptações necessárias à sua prática.

INTRODUÇÃO

Em 2020, no contexto da pandemia da doença pelo novo coronavírus (Covid-19), houve um impulsionamento importante da telemedicina, que se tornou uma estratégia central de apoio à manutenção da assistência em saúde em um cenário de necessidade de distanciamento social. O Brasil permitiu o uso de ações de telemedicina abrangendo assistência à saúde e teleconsultas, por meio da Portaria n. 467, de 20 de março de 2020, editada pelo Ministério da Saúde.

A telemedicina é parte integrante da Estratégia de Saúde Digital (ESD) do Brasil, que vem sendo desenvolvida desde 2017 e conta com uma versão atual de 2020-2028, a ESD28. A telemedicina engloba ações de tele-educação, telemonitoramento, telediagnóstico, telecirurgia, teleconsulta, teleconsultoria e telerreabilitação.

Mesmo antes da pandemia, centenas de estudos clínicos examinaram a eficácia e a utilidade da telemedicina. A pandemia só acelerou o processo da expansão da telemedicina, que terá presença marcante na próxima década. Na voz da Professora Linamara Battistella: "a deficiência chega muitas vezes sem avisar, e é preciso enxergar caminhos e sentidos além dos imprevistos".

O Instituto de Medicina Física e Reabilitação (IMREA) do Hospital das Clínicas da Faculdade de Medicina da Universidade de São Paulo (HCFMUSP) e o Instituto de Reabilitação Lucy Montoro Morumbi – maior rede pública de reabilitação e a primeira brasileira acreditada pela Commission on Accreditation of Rehabilitation Facilities (Carf) – iniciaram a operação de teleatendimento menos de uma semana após a publicação da portaria do Ministério da Saúde, em 2020. Afinal, os milhares de pacientes em tratamento ativo de reabilitação no estado de São Paulo deveriam ter continuidade de seu tratamento. Foi iniciado o monitoramento das condições de saúde dos pacientes em tratamento de reabilitação, e, gradativamente, os processos operacionais evoluíram, iniciando-se atividades assistenciais para oferecer por completo e com qualidade essa modalidade complementar às rotinas de reabilitação até então funcionantes e exclusivamente presenciais.

Isso incluiu a implantação de duas ferramentas para videochamadas, que correspondem a cerca de 50% da totalidade dos teleatendimentos, e a adaptação de 110 salas de atendimento para realização dessa modalidade, nas cinco unidades do IMREA da capital paulista. Atualmente as especialidades que utilizam os recursos de telemedicina no contexto da reabilitação são: fisiatria, urologia, clínica geral, serviço social, psicologia, fisioterapia, terapia ocupacional, fonoaudiologia, nutrição, enfermagem, condicionamento físico e os *reability labs* (oficinas como dança, teatro, arteterapia, entre outros). De março de 2020 a março de 2022 foram realizados mais de 230 mil teleatendimentos.

As ações de cuidado de reabilitação podem ser realizadas em qualquer pessoa que tenha alteração na estrutura física ou funcional de seu corpo, causando dificuldade de desempenhar alguma tarefa de sua vida diária – seja de forma permanente ou temporária, de origem congênita ou adquirida. A reabilitação pediátrica se concentra em otimizar a função e a qualidade de vida das crianças e adolescentes por meio de abordagem integral e transdisciplinar centrada no paciente, e tem como objetivos melhorar ou manter sua funcionalidade, garantir o máximo de independência possível nas atividades de vida diária (básicas e instrumentais), favorecer o desenvolvimento neuropsicomotor pleno dentro do máximo potencial possível, promover a qualidade de vida e a inclusão social.

A reabilitação é um processo complexo que exige especificidade para atingir os melhores resultados. A reabilitação infantil tem particularidades em relação à do adulto, pois toda intervenção deve ser alinhada com o estágio de vida e desenvolvimento da criança ou adolescente e seu contexto socioambiental e cultural. Assim, o processo de reabilitação é único e totalmente individual, pois a equipe deve se adaptar às necessidades em evolução dos pacientes durante todo o processo de desenvolvimento e aquisições de habilidades ao longo de cada etapa da reabilitação. Enquanto o cuidado de bebês se concentra em estimular todas as aquisições próprias do desenvolvimento neuropsicomotor, para crianças mais velhas as estratégias podem ser mais focadas na integração nas atividades escolares e comunitárias e, eventualmente, na transição para empreendimentos vocacionais.

A reabilitação pediátrica também é ampla em seu escopo de diagnósticos, que incluem transtornos do neurodesenvolvimento, malformações congênitas, lesões encefálicas adquiridas (após cirurgias ou eventos isquêmicos/hemorrágicos, traumatismo cranioencefálico), lesão medular e espinha bífida, miopatias, polineuropatias periféricas, distúrbios do tecido conjuntivo, dor e lesões musculoesqueléticas traumáticas ou adquiridas.

O acesso a especialistas nas diversas áreas da reabilitação nem sempre é possível em algumas regiões do país. A difícil mobilidade urbana muitas vezes impede que o paciente receba o tratamento na frequência de que necessita.

A telemedicina e a telessaúde representam uma grande solução para as chamadas quádruplas metas da saúde:

- Ampliação da cobertura.
- Aumento da qualidade e da resolutividade.
- Aumento da satisfação de todos os participantes.
- Redução dos custos.

É importante ressaltar que a população com alguma deficiência é a maior minoria do mundo. No Brasil, cerca de 18,6 milhões de pessoas de 2 anos ou mais de idade (ou 8,9% desse grupo etário) tinham algum tipo de deficiência (Censo IBGE, 2022). Essa é a magnitude dessa população, e garantir o acesso qualificado para cada paciente de forma individualizada é necessário.

No contexto das oportunidades que o mundo digital nos oferece, a possibilidade de inserir uma teletriagem que consiga direcionar o paciente em tempo oportuno para o recurso de reabilitação adequado, ou seja, funcionando como um mecanismo de avaliação do risco e prioridade de acesso, pode ser uma estratégia valiosa para reduzir as consequências negativas da deficiência e incapacidades num organismo em fase de crescimento e desenvolvimento.

Nessa perspectiva, a telerreabilitação é a modalidade de atendimento remoto pelo qual o paciente, cuidadores e familiares têm acesso a equipe especializada em reabilitação, composta por diferentes profissionais, a depender do escopo de reabilitação envolvido – variando conforme o diagnóstico e o tipo de deficiência do paciente, assim como de suas necessidades terapêuticas. Estão envolvidos médicos, assistentes sociais, psicólogos, fisioterapeutas, terapeutas ocupacionais, fonoaudiólogos, nutricionistas, enfermeiros e outros. Essa metodologia tem se mostrado vantajosa quando utilizada para aprimorar ou substituir a terapia convencional para superar barreiras geográficas, físicas, cognitivas e sociais.

A decisão de utilizar a telerreabilitação implica o preparo das unidades de saúde com a implementação de tecnologias (internet com conectividade que possibilite de forma eficaz videochamadas, computadores com infraestrutura para vídeos, internet, câmera e prontuário eletrônico) e salas direcionadas ao teleatendimento, com redução de captação de ruído externo e espaço e materiais para que a terapia aconteça. Além disso, são necessários capacitação e aprimoramento constantes dos profissionais, acompanhamento dos pais quanto ao tratamento e disponibilidade dos recursos pedagógicos que facilitem a abordagem remota. Toda essa estrutura serve para garantir a adesão e a motivação, que resultam no alcance dos melhores resultados.

Adicionalmente, estratégias de telemonitoramento podem ser aliadas interessantes dentro da estratégia de reabilitação, seja ela presencial, híbrida ou telerreabilitação, sendo o telemonitoramento capaz de trazer informações sobre a adesão e condições clínicas dos pacientes (Figura 1).

OBJETIVOS DA REABILITAÇÃO INFANTIL QUE PODEM SER TRABALHADOS EM TELERREABILITAÇÃO

O tratamento de reabilitação é baseado no diagnóstico das incapacidades (alteração no desempenho das tarefas) que a criança

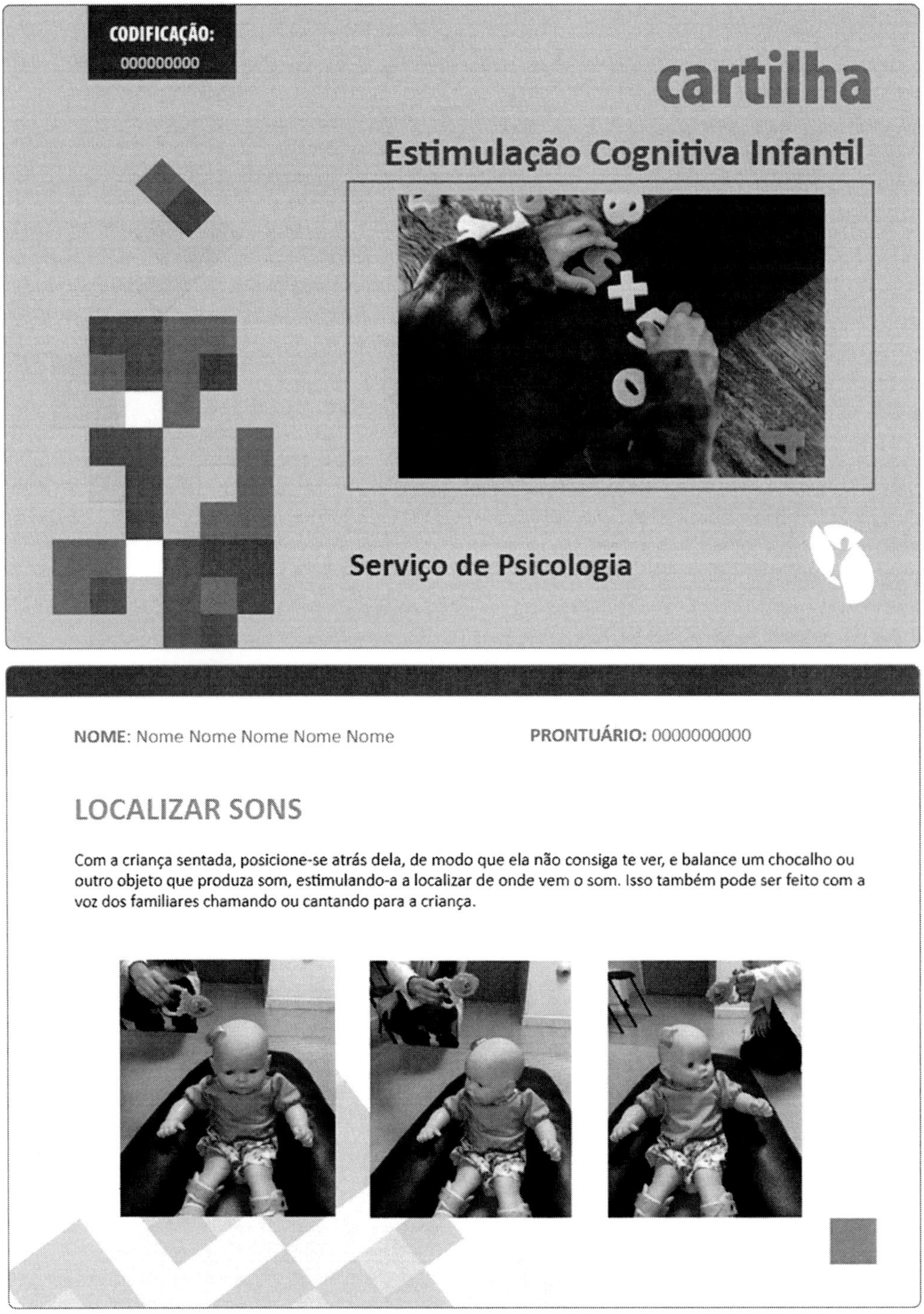

FIGURA 1 Materiais educativos usados no Instituto de Medicina e Reabilitação do Hospital das Clínicas da Faculdade de Medicina da Universidade de São Paulo (HCFMUSP) desde 2020.

ou adolescente apresenta decorrente do processo de sua doença e instalação de deficiências (Quadro 1).

O uso da modalidade de telerreabilitação pode ser indicado pelo médico fisiatra e/ou equipe como estratégia única de atendimento ou complementar às terapias presenciais (reabilitação híbrida), podendo ter sua frequência e duração personalizadas de acordo com os objetivos e metas a serem trabalhados em cada paciente e família.

A telerreabilitação proporciona o uso, às vezes adaptado ou parcial, das mesmas escalas utilizadas na prática presencial (Quadro 2).

VANTAGENS DA TELERREABILITAÇÃO

A Atenção Primária à Saúde (APS) é o primeiro nível da Organização Poliárquica da Rede de Atenção à Saúde do Sistema Único de Saúde (SUS). A APS deve coordenar o cuidado em todos os pontos de atenção, com seus três papéis fundamentais: resolutividade, organização e responsabilização.

O apoio da APS conhecendo o ambiente familiar no qual o paciente está inserido é um fator fundamental para o melhor entendimento da condição social e familiar, possibilitando, por meio da telerreabilitação, novas estratégias de intervenção, com objetivos e condutas específicos a esse contexto. Assim, garante a melhor adesão do paciente e da família ao tratamento, com maior conscientização sobre a importância do seguimento das orientações domiciliares, maior protagonismo e autonomia do paciente no tratamento de reabilitação, minimização do impacto social com redução de custos.

Outras vantagens da telerreabilitação são flexibilidade na organização dos horários, permitindo ampliação do alcance e periodi-

QUADRO 1 Objetivos da telerreabilitação pediátrica

- Orientar os cuidadores sobre melhores formas de estimular a criança em seu contexto comunitário e individual.
- Utilizar os espaços e recursos existentes no domicílio que favoreçam a máxima participação das crianças e adolescentes em suas atividades de vida diária, criando estratégias vivas, lúdicas, personalizadas e concretamente possíveis, junto aos cuidadores, para que os treinos funcionais trabalhados nas unidades de saúde se deem em seu contexto domiciliar.
- Adequar a mobilidade da marcha, com ou sem meios auxiliares de locomoção (andador por exemplo), ou em cadeira de rodas, no contexto domiciliar visando à adequação postural, segurança (redução de quedas) e menor gasto energético.
- Promover a melhor postura às posições deitado, sentado ou em pé.
- Promover e/ou melhorar as trocas posturais e transferências com maior independência e segurança e ergonomia do cuidador.
- Evitar complicações do imobilismo, sobretudo favorecendo o melhor posicionamento das crianças, minimizando alterações articulares, ósseas, cardiorrespiratórias, vesicais e intestinais, digestivas, qualidade do sono, cognitivas e emocionais.
- Estimular a cognição (linguagem, posicionamento adequado, aprendizado do brincar e das atividades próprias da fase de vida e capacidade cognitiva, e melhor compreensão, percepção e integração do espaço no qual a criança ou adolescente está inserido).
- Facilitar a inserção da criança nas diversas atividades da rotina da casa, visando também à redução do tempo de uso de telas, percepção do ambiente doméstico e melhor estímulo cognitivo e motor.
- Orientar e oferecer suporte a criança e familiares/cuidadores acerca do prognóstico funcional, expectativas e enfrentamento – utilizando estratégias concretas, no ambiente doméstico, que possam traduzir a real capacidade da criança e seu potencial.
- Estimular a prática desportiva e de lazer em casa e na comunidade.

Fonte: elaboração das autoras.

QUADRO 2 Escalas utilizadas na telerreabilitação

- Pedi (Inventário de Avaliação Pediátrica de Incapacidade) é a escala padronizada de seguimento nas reuniões de equipe, com anotação das habilidades de função social, autocuidado e mobilidade com e sem a assistência do cuidador realizadas na avaliação inicial, durante o programa de reabilitação e na finalização.
- MIF infantil (WeeFIM – Medida de Independência Funcional infantil).
- Teste de Denver II (faixa etária de 0-6 anos).
- Índice de Funcionalidade Brasileiro (faixa etária de 7-15 anos).
- AIMS (Escala Motora Infantil de Alberta).
- Escala MRC (Medical Research Council).
- GMFCS (Sistema de Classificação da Função Motora Grossa) – para paralisia cerebral.
- MACS (Sistema de Classificação da Habilidade Manual) – para crianças e adolescente com paralisia cerebral.
- ASW (Escala de Asworth Modificada) – para avaliação de espasticidade.
- Bayley (Escala de desenvolvimento do bebê e da criança pequena).
- SON-R (Instrumento não verbal para avaliação da inteligência geral).
- FOIS (Escala Funcional de Ingestão por via oral).
- Edac (Eating and Drinking Ability Classification System).

Fonte: elaboração das autoras.

cidade, minimizando o impacto social com redução de custos com transporte e remanejamento de compromissos pessoais (principalmente trabalho e arranjos familiares); aplicabilidade em diferentes processos da reabilitação: terapias, monitoramento e orientações após o recebimento de ajudas técnicas, reavaliações e orientações multidisciplinares pontuais, monitoramento e orientações após alta da internação e alta terapêutica.

Isso facilita o engajamento e a motivação das crianças e adolescentes à terapia, pois estes estão cada vez mais cedo em contato e adaptados ao uso de inovações tecnológicas, despertando curiosidade e interesse e reduzindo o medo de sentirem dor ou de serem manipulados por terceiros.

A inserção do terapeuta no ambiente familiar leva o melhor entendimento da condição social e familiar, possibilitando novas estratégias, com objetivos e condutas específicas ao contexto, com possibilidade de melhor adesão do paciente e da família ao tratamento, maior protagonismo do paciente e família e maior conscientização sobre a importância do seguimento das orientações domiciliares.

Há, assim, uma ampliação do acesso, pois possibilita o atendimento a pessoas que não tenham retaguarda de transporte ou condições de ir ao centro de tratamento presencialmente (por questões clínicas, contexto social ou de trabalho, acessibilidade no transporte etc.), levando a maior chance de assiduidade ao tratamento reabilitacional.

ADAPTAÇÕES NECESSÁRIAS

- Ampliação e personalização de materiais de apoio didático, digitais, disponibilizados ao paciente, como reforço das orientações corriqueiramente praticadas na reabilitação presencial.
- Definição de metas funcionais adequadas e factíveis ao teleatendimento (definição em equipe).
- Parâmetros bem estabelecidos e padronizados para identificação da necessidade de atendimento presencial para orientação/intervenção específica.

DESAFIOS DA TELERREABILITAÇÃO

Os desafios são maiores junto ao paciente e à família, pela falta de familiaridade do uso do meio digital para cuidados de saúde; precário acesso à internet e conectividade de qualidade ou dispositivo obsoleto; dificuldade de acesso aos recursos tecnológicos; dificuldade de privacidade do ambiente doméstico para assegurar privacidade e maior concentração durante a teleterapia.

A prática dos teleatendimentos não substitui a interação, o toque, a aplicação de técnicas terapêuticas que o atendimento presencial possibilita, porém abre uma gama de possibilidades e oportunidades de complementar e favorecer as ações de reabilitação presenciais.

CONCLUSÃO

É preciso que os profissionais de saúde estejam atualizados sobre a saúde digital, pois todos são atores relevantes para que ela se desenvolva. A Estratégia de Saúde Digital do Brasil vem sendo desenvolvida desde 2017 e conta com uma versão atual (ESD28), que tem um grande potencial para melhorar a saúde para todos os brasileiros, mas é preciso conhecê-la e estar engajado nas iniciativas em uso atual em cada serviço de saúde.

A telerreabilitação é uma dessas estratégias em curso, e vê-se na prática o quanto os pacientes e suas famílias têm se beneficiado de sua implementação. A telerreabilitação pode ampliar o alcance a tratamento de reabilitação para crianças e adolescentes que tenham doenças pediátricas que causem impacto em sua funcionalidade – independentemente de serem adquiridas, congênitas, transitórias ou com sequelas permanentes.

O acesso à reabilitação de qualidade é uma realidade a ser enfrentada para que haja maior equidade e justiça social.

É bom viver neste tempo em que as tecnologias estão chegando de fato para alcançar a todos, em suas casas, e promovendo encontros entre o saber dos profissionais de saúde e as pessoas que precisam.

SUGESTÕES DE LEITURA

1. Brasil. Ministério da Saúde. Secretaria-Executiva. Departamento de Informática do SUS. Estratégia de Saúde Digital para o Brasil 2020-2028. Brasília, DF: Ministério da Saúde; 2020. Disponível em: https://bvsms.saude.gov.br/bvs/publicacoes/estrategia_saude_digital_Brasil.pdf. Acesso em: 19 jun. 2023.
2. Dorsey ER, Topol EJ. State of telehealth. N Engl J Med. 2016;375(2):154-61.
3. Dorsey ER, Topol EJ. Telemedicine 2020 and the next decade. Lancet. 2020;395(10227):859.
4. Deldar K, Bahaadinbeigy K, Tara SM. Teleconsultation and clinical decision making: a systematic review. Acta Inform Med. 2016;24(4):286-92.
5. Hsu N, Monasterio E, Rolin O. Telehealth in pediatric rehabilitation. Phys Med Rehabil Clin N Am. 2021;32(2):307-17.
6. World Health Organization (WHO), World Bank GroupWorld (WBGH). World report on disability. 2011.
7. Santos MTN, Moura SCDO, Gomes LMX, et al. Aplicação da telessaúde na reabilitação de crianças e adolescentes. Rev Paul Pediatr. 2014;32(1):136-43.
8. Soper AK, Cross A, Rosenbaum P, Gorter JW. Exploring the international uptake of the "F-words in childhood disability": a citation analysis. Child Care Health Dev. 2019;45(4):473-90.

17

Tele-educação física pediátrica

Camilla Astley
Clovis Artur Almeida da Silva
Bruno Gualano

PONTOS-CHAVE DESTE CAPÍTULO

- Compreender as implicações do sedentarismo e da inatividade física na saúde de crianças e adolescentes.
- Entender a importância da tele-educação física na promoção da saúde de crianças e adolescentes saudáveis e com doenças crônicas.
- Orientar a prescrição adequada de atividades físicas, esportivas e de lazer para crianças e adolescentes saudáveis e para as que possuem alguma doença crônica.

INTRODUÇÃO

O século XXI tem sido marcado predominantemente pelo avanço de tecnologias da informação e comunicação (TIC) e pela nossa capacidade de nos conectarmos com as pessoas. Sabidamente, a evolução tecnológica provocou profundas modificações no nosso estilo de vida.

Estima-se que aproximadamente 75% dos adolescentes possuam seu próprio aparelho celular (*smartphone*), possibilitando acesso à internet, à TV, a vídeos e aplicativos interativos. O aumento da conectividade entre os jovens e o uso desenfreado dessas tecnologias podem agravar um importante problema de saúde pública: a alta prevalência de inatividade física.

Estudos demonstram uma associação negativa entre a inatividade física e o aumento do risco cardiometabólico e de doenças crônicas não transmissíveis (DCNT). Torna-se, pois, necessária a busca por meios de promoção de atividade física, saúde e bem-estar, visando reverter a tendência a um mundo cada vez mais sedentário.

Nesse cenário, destaca-se o mHealth, ou saúde móvel. Trata-se da prática médica ou de saúde pública que, por tecnologias sem fio, atua na prevenção, no monitoramento e no diagnóstico de doenças. A seguir, veremos como conciliar o uso da tecnologia com a prática do pediatra e do profissional de educação física na promoção da saúde por meio de programas de exercício físico que busquem a melhora de seu quadro clínico geral e da qualidade de vida de crianças e adolescentes.

TECNOLOGIAS DA INFORMAÇÃO E COMUNICAÇÃO NA INFÂNCIA E NA ADOLESCÊNCIA E PREVALÊNCIA DE INATIVIDADE FÍSICA

A infância e a adolescência são períodos marcados por transformações significativas no desenvolvimento físico, mental e social. Em 1970, as crianças passavam a assistir TV regularmente aos 4 anos de idade, e hoje elas começam a interagir com a mídia digital (TV, YouTube, *streaming*) aos 4 meses.

Em 2011, 52% das crianças americanas de zero a 8 anos tiveram acesso a um *smartphone*. Dois anos depois, esse número passou para 75%. Em países subdesenvolvidos, 96,6% das crianças de zero a 4 anos já tiveram contato com *smartphones* e 75% possuem seu próprio aparelho.

Em uma sociedade cada vez mais digitalizada, torna-se importante estudar o impacto desses comportamentos durante as fases iniciais da vida, visto que muitos deles, prejudiciais à saúde, tendem a persistir na fase adulta. O uso desenfreado das TIC resulta em um aumento significativo no tempo em que as crianças e os adolescentes passam em atividades de tela, tornando-os mais inativos fisicamente.

Estudos indicam que a inatividade física está associada a ansiedade, maior risco de depressão e mudanças na composição corporal (p. ex., aumento da gordura corporal), diminuição da sensibilidade à insulina, redução da aptidão cardiorrespiratória e aumento da dislipidemia. Outros fatores, como o ambiente (urbano *vs.* rural), o nível educacional e o *status* socioeconômico, podem influenciar na adesão e manutenção de comportamentos sedentários. Com o advento da pandemia de Covid-19, as medidas de restrição de deslocamento agravaram as adversidades sociais e culturais, elevando os riscos de inatividade física e seus malefícios.

A Organização Mundial da Saúde (OMS), em suas recomendações mais atuais para atividade física, incluiu novas diretrizes para crianças e adolescentes, a saber:

- Deve-se realizar pelo menos 60 minutos de atividades moderadas a vigorosas por dia, sendo a maioria de exercícios aeróbicos.
- Exercícios de intensidade vigorosa, de força e flexibilidade devem ser incorporados pelo menos 3 vezes na semana.

As recomendações se aplicam também para crianças e adolescentes que apresentam alguma condição crônica de saúde, desde que não haja contraindicação para a prática de atividade física.

Nos últimos 50 anos, as condições crônicas de saúde e deficiências entre crianças e jovens aumentaram constantemente, principalmente nas quatro classes mais comuns: asma, obesidade, problemas de saúde mental e distúrbios do neurodesenvolvimento.

As crianças que apresentam doenças crônicas são, eventualmente, limitadas na realização de alguma atividade física. É comum que tenham medo de realizar algum tipo de exercício. A falta de conhecimento especializado na área também é um fator que limita a oferta de atendimento, uma vez que crianças e adolescentes, a depender da doença, necessitam de cuidados especiais para a prática do exercício físico.

O não encorajamento de pais e responsáveis, pediatras e profissionais de educação física no sentido de promover atividades físicas para crianças com comorbidades pode acarretar aumento dos custos públicos e privados de saúde, com impactos negativos no desenvolvimento econômico, no bem-estar e na qualidade de vida da comunidade.

VIVENDO EM PANDEMIAS

As medidas restritivas implementadas no combate à Covid-19 afetaram significativamente a relação com o trabalho e as práticas esportivas e atividades recreacionais, demandando, rapidamente, soluções de atendimento *online* em saúde. O fechamento de escolas e parques e a limitação à prática de atividades ao ar livre, assim como a falta de alternativas para a manutenção de um estilo de vida ativo durante esse período, motivou o crescimento de comportamento sedentário, inatividade física e maus hábitos alimentares na população pediátrica.

Não é de hoje que enfrentamos essa pandemia insidiosa da inatividade física, que se agravou durante a pandemia da Covid-19. Além disso, mudanças nos hábitos alimentares foram observadas (isto é, aumento no consumo de *fast food*), o que poderia contribuir para o aumento da obesidade e de doenças crônicas como hipertensão e diabetes *mellitus* tipo 2. Soma-se a isso o aumento na incidência de distúrbios psicológicos, como ansiedade e depressão, em consequência do isolamento social.

Adicionalmente à restrição de atividades ofertadas nas escolas e centros de atividade física, a pandemia de Covid-19 agravou o estilo de vida não saudável praticado pelos jovens, e que predispõe ao sedentarismo, como se observa na Figura 1. Estudos que avaliaram a saúde geral e os comportamentos de crianças e adolescentes durante a pandemia demonstraram aumento significativo no tempo de tela, distúrbios do sono

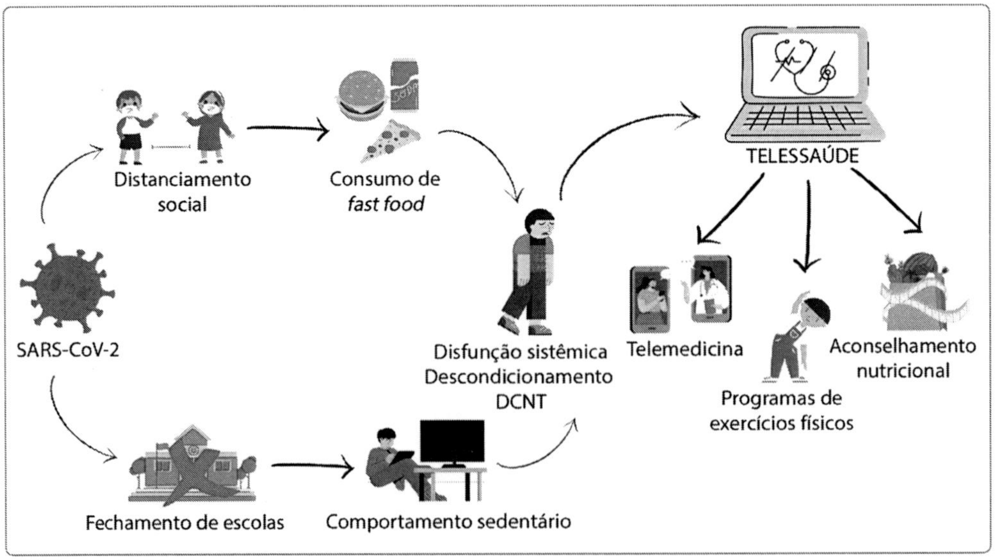

FIGURA 1 Impacto do isolamento social sobre o estilo de vida dos jovens e oportunidades em telessaúde durante a pandemia de Covid-19.

DCNT: doença crônica não transmissível; SARS-CoV-2: coronavírus da síndrome respiratória aguda grave 2.

Fonte: elaboração dos autores.

e emocionais, como ansiedade e depressão, além de aumento da violência familiar. As atividades de tela, que preenchem vácuos afetivos e emocionais, são essencialmente sedentárias e, além do mais, podem causar diversos prejuízos ao jovem, como dependência digital, irritabilidade, ansiedade, déficit de atenção e hiperatividade, transtornos alimentares e de sono, baixa autoestima, distúrbios visuais e auditivos e abusos sexuais e morais.

Por outro lado, a pandemia de Covid-19 representou uma oportunidade para o desenvolvimento de soluções avançadas em telessaúde, com potencial para aprimorar os cuidados de saúde e a qualidade de vida das pessoas. A telessaúde é uma expressão inclusiva que engloba todos os sistemas, componentes e atividades de saúde que utilizam sistemas interativos de telecomunicações de áudio e vídeo disponíveis em localizações geográficas específicas, onde o profissional de saúde está impossibilitado de fornecer atendimento presencial, e que permitem a comunicação bidirecional assíncrona ou em tempo real entre o paciente e o profissional. O cuidado é mediado digitalmente, de modo que os pacientes possam estar em suas casas ou em instalações de assistência.

A telessaúde é eficaz na promoção do aumento do automonitoramento, de mudança comportamental, e oferece a oportunidade de realizar programas de suporte nutricional e treinamento físico *online*, visando promover um estilo de vida saudável e reduzir comportamentos sedentários em crianças e adolescentes. Assim, a telessaúde tem o potencial de atender às demandas e desafios impostos também pela pandemia de Covid-19.

TELE-EDUCAÇÃO FÍSICA NA PEDIATRIA: ABORDAGEM PRÁTICA

De acordo com as recomendações da OMS (2020), "todo movimento conta" para a promoção da saúde. O profissional de educação física é capaz e habilitado para desenvolver estruturas de atividade física. O Conselho Regional de Educação Física de São Paulo (CREF4-SP) publicou uma nota que esclarece os deveres e obrigações do profissional durante a pandemia de Covid-19 em relação às intervenções remotas (Quadro 1).

A utilização de TIC pode ser um facilitador da promoção da atividade física. Entretanto, é preciso ter cautela ao seguir os programas que estão disponibilizados em plataformas digitais. A realização de exercício físico não orientada por profissionais de educação física pode trazer riscos à saúde, sobretudo se o indivíduo apresentar alguma condição que contraindique a prática de atividade. Portanto, nesses casos em especial, vale ressaltar a necessidade da liberação médica antes da realização de atividades intensas e a busca por profissionais capacitados para prescrição e acompanhamento adequados.

O Quadro 2 apresenta as recomendações atuais de atividade física e exercício físico para crianças e adolescentes saudáveis, bem como cuidados específicos na prescrição para pacientes com doenças crônicas.

Essas recomendações são baseadas na literatura científica especializada e em diversos estudos do nosso grupo de pesquisa, que aplicou programas de exercício físico *online* a mais de 262 crianças e adolescentes com

QUADRO 1 Recomendações para o profissional de educação física no atendimento *online* (Resolução CREF4/SP n. 163/2023)

Art. 1º O Profissional de Educação Física possui competência legal para orientar atividade física e desportiva através de atendimento a distância com uso de ferramentas eletrônicas nas modalidades Teleconsulta, Teleaula, Teleconsultoria e Análise de Metadados.

§ 1º A Teleconsulta consiste no atendimento eletrônico do aluno/cliente por Profissional de Educação Física registrado no CREF4/SP, através de ferramenta digital de áudio e vídeo, de forma síncrona, com a realização de anamnese, investigação dos objetivos, ferramentas de treino disponíveis no local de residência do aluno/cliente e a prescrição do exercício físico adequado, por prazo não superior a 30 dias.

§ 2º A Teleaula poderá ser adotada após a Teleconsulta e consiste na prescrição e acompanhamento do exercício físico, de forma síncrona, a distância, através de ferramenta digital de áudio e vídeo, onde o Profissional de Educação Física orienta e acompanha atividade física e analisa os metadados dos equipamentos eletrônicos do aluno/cliente.

§ 3º A Teleconsultoria consiste na comunicação registrada de forma síncrona e assíncrona e realizada por Profissionais de Educação Física com gestores e, ou, outros profissionais da área de saúde e desportiva, fundamentada em evidências científicas e em protocolos previamente existentes, com o fim de esclarecer dúvidas sobre procedimentos, ações de saúde e questões relativas a atividade física e desportiva.

[...]

Art. 4º Na prestação dos serviços não presenciais o Profissional de Educação Física é obrigado a informar ao aluno/cliente seu número de registro junto ao CREF4/SP e a manter prontuário dos atendimentos de cada aluno/cliente, contendo no mínimo:

1. Data, forma e modalidade de atendimento;
2. Anamnese;
3. PAR-Q;
4. Objetivos;
5. Atividade prescrita;
6. Metadados recebidos;
7. Eventuais queixas ou reclamações do aluno/cliente.

CREF4-SP: Conselho Regional de Educação Física de São Paulo; PAR-Q: Questionário de Prontidão para Atividade Física.
Fonte: Conselho Regional de Educação Física da 4ª Região.

QUADRO 2 Principais recomendações e contraindicações de atividade física para crianças e adolescentes de 5-17 anos saudáveis e com doenças crônicas

Condição	Recomendações	Contraindicações e cuidados
Recomendação global para crianças e adolescentes saudáveis	▪ Pelo menos 60 minutos em atividades moderadas a vigorosas por dia. As atividades devem ser, em sua maior parte, aeróbicas. ▪ Atividades de intensidade vigorosa, assim como exercícios de fortalecimento muscular, devem ser realizados pelo menos 3 vezes na semana. ▪ Prescrição de exercícios de força: 1-3 séries, 6-15 repetições, realizados 3 vezes por semana em dias não consecutivos. Deve-se iniciar com 1-2 séries de 10-15 repetições para exercícios de membros inferiores e superiores e que envolvam grandes grupos musculares.	▪ Anemia. ▪ Pressão arterial não controlada. ▪ Glicemia não controlada (diabéticos). ▪ Episódios cardíacos recentes não controlados.

(continua)

QUADRO 2 Principais recomendações e contraindicações de atividade física para crianças e adolescentes de 5-17 anos saudáveis e com doenças crônicas (*continuação*)

Condição	Recomendações	Contraindicações e cuidados
Autoimunes e inflamatórias (AIJ, LESJ, DMJ, vasculites e miopatias)	▪ Podem participar com segurança e sem medo de exacerbar a doença. ▪ Adaptar os exercícios dentro da própria percepção da dor ao realizar as atividades. ▪ Combinação de exercícios aeróbicos e de força com exercícios que auxiliem o fortalecimento ósseo. ▪ Avaliar o subtipo da AIJ (oligoarticular, poliarticular, sistêmica) para a escolha dos exercícios do programa. ▪ Pacientes com fibromialgia apresentam tolerância menor à dor e à fadiga e tendem a não aderir ao programa se não for adaptado com intensidade mais baixa e progressão mais lenta.	▪ Febre. ▪ Evitar esportes/atividades que possam aumentar dor e inchaço articular (AIJ). ▪ Crianças com osteoporose severa devem evitar esportes de contato, exercícios com carga compressiva e em flexão e torção do tronco. ▪ Avaliar o uso de corticoides por longos períodos e seu impacto sobre a saúde óssea. ▪ Pacientes com vasculites: recomenda-se uma avaliação cardiológica mais aprofundada para liberação para a prática esportiva.
Hematológicas (anemia falciforme)	▪ Não existem diretrizes específicas para esse grupo de pacientes. ▪ Iniciar gradualmente, evitar exercícios e fadiga intensa. ▪ Descansar a cada 20 minutos de exercício. ▪ Manter hidratação e evitar altas temperaturas durante a prática de exercício físico.	▪ Esportes de contato e semelhantes devem ser evitados, principalmente por pacientes com esplenomegalia, devido ao alto risco de ruptura esplênica. ▪ Evitar exercícios se a doença não estiver controlada.
Oncológicas (leucemia, linfoma, tumores etc.)	▪ Exercício físico é seguro e eficaz em promover benefícios como redução da fadiga e ansiedade, melhora da capacidade física e da qualidade de vida. ▪ Considerar idade, tipo de câncer, tratamento (prévio e atual), fatores individuais para prática, como experiências anteriores e preferências. ▪ Comunicação direta com equipe multidisciplinar.	▪ Se realizar durante o tratamento, o profissional deve avaliar as condições atuais do paciente e sua capacidade para realizar o programa proposto (caso necessário, regredir intensidade e volume) para manutenção de níveis mínimos de atividade física.
Transplantes (renal, hepático e dialíticos)	▪ Exercício físico é seguro e tolerável, até mesmo nos estágios mais iniciais do transplante (a depender da liberação médica para a prática). ▪ A progressão dos exercícios aeróbicos, de resistência e equilíbrio deve ser de acordo com a capacidade e a habilidade do paciente. ▪ Buscar adaptar a intensidade do exercício de acordo com capacidade física. Intensidades moderadas podem ser mais toleráveis a esse grupo de pacientes. ▪ Pacientes que fazem diálise devem incorporar exercícios físicos durante o tratamento, por permanecerem boa parte do tempo no hospital em comportamento sedentário.	▪ Modificar exercícios a depender da localização do acesso (dialíticos). ▪ Não existe consenso sobre a permissão de jovens com um único rim para participarem de esportes de contato ou colisão. A decisão e a liberação médica devem considerar múltiplos fatores individuais.

(*continua*)

QUADRO 2 Principais recomendações e contraindicações de atividade física para crianças e adolescentes de 5-17 anos saudáveis e com doenças crônicas (*continuação*)

Condição	Recomendações	Contraindicações e cuidados
Gastrointestinais (DII, HAU, EOA)	▪ Exercício físico é seguro e tolerável. Escolher intensidade leve a moderada e progredir gradualmente de acordo com a tolerância ao exercício. ▪ Estudos demonstram diminuição da atividade da doença inflamatória intestinal com a prática de exercício físico.	▪ Em caso de uso de bolsa de colostomia, movimentos como flexão e torção de tronco devem ser feitos com cautela. Também se devem evitar exercícios em posição pronada.
Pós-Covid-19	▪ Crianças e adolescentes sintomáticos, com doenças crônicas, que necessitam de atendimento em UTI e/ou tiveram sequelas associadas à Covid-19 e síndrome inflamatória multissistêmica pediátrica necessitam de liberação médica prévia. Após a liberação, seguir recomendações com base na doença crônica e na capacidade física atual do paciente.	▪ Evitar se exercitar na fase aguda da doença.

AIJ: artrite idiopática juvenil; DII: doença inflamatória intestinal; DMJ: dermatomiosite juvenil; EOA: esofagite eosinofílica; HAU: hepatite autoimune; LESJ: lúpus eritematoso sistêmico juvenil; UTI: unidade de terapia intensiva.
Fonte: elaboração dos autores.

doenças crônicas atendidos regularmente no Instituto da Criança e do Adolescente do Hospital das Clínicas da Faculdade de Medicina da Universidade de São Paulo (ICr/HCFMUSP).

Por exemplo, ao lidar com um paciente com artrite idiopática juvenil (AIJ), uma doença reumatológica autoimune, é preciso atentar aos diferentes subtipos da doença e a suas consequências sobre a capacidade física e a funcionalidade do paciente. Em tese, uma criança com AIJ poliarticular terá mais limitações físicas do que outra diagnosticada com a condição oligoarticular, isso, claro, a depender da atividade e de outros parâmetros clínicos da doença. A escolha dos exercícios, frequência, volume e intensidade também influenciam na adesão do paciente ao programa, cabendo ao profissional entender, caso a caso, os objetivos, preferências, experiências prévias, disponibilidade de material e espaço e conectividade.

Para facilitar, elaborou-se um fluxograma para entrega de um programa de treinamento físico *online* (Figura 2). A liberação para a prática esportiva se faz necessária caso a criança ou adolescente apresente alguma condição que contraindique o exercício. Isso pode ser facilmente verificado pela aplicação do Questionário de Prontidão para Atividade Física (PAR-Q), no qual uma única resposta SIM a questões de risco aponta para a necessidade de avaliações médicas específicas para a liberação. Os encontros seguintes consistem na avaliação física específica do paciente (com base em testes que podem ser executados em domicílio) e no planejamento, orientação e acompanhamento do programa de treinamento.

O modelo de atendimento exibido na Figura 2 deriva de um estudo multidisciplinar realizado durante a pandemia, que investigou os efeitos terapêuticos do exercício *online* em adolescentes que apresentavam diversas doenças crônicas, mas pode ser

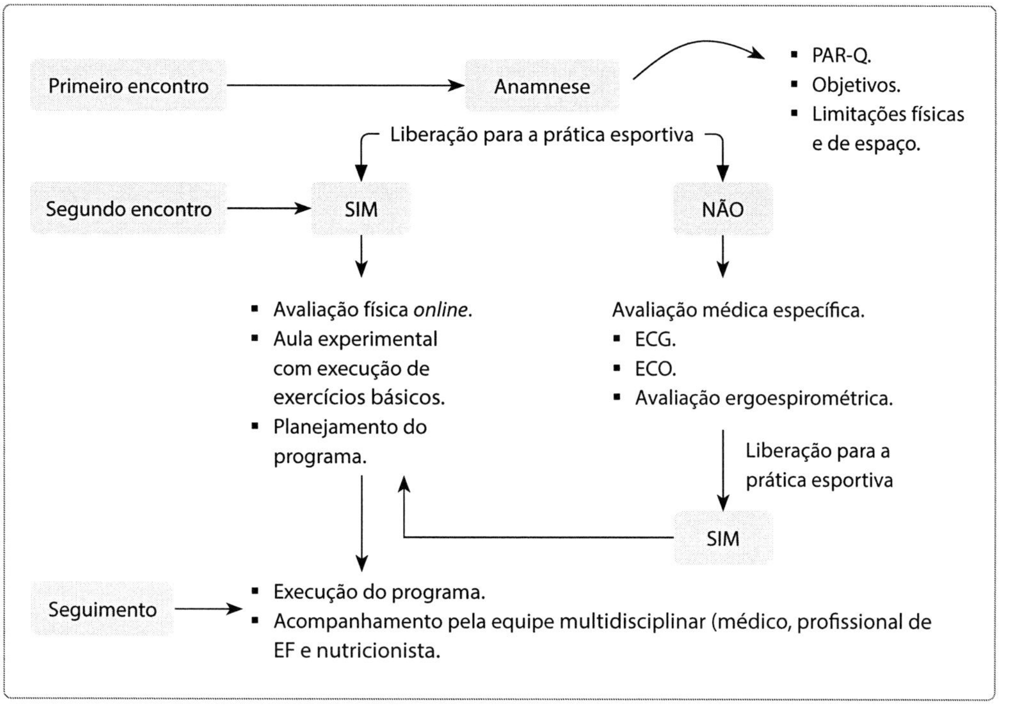

FIGURA 2 Fluxograma de atendimento *online* para tele-educação física.
ECG: eletrocardiograma; ECO: ecocardiograma; EF: educação física; PAR-Q: Questionário de Prontidão para Atividade Física.
Fonte: elaboração dos autores.

flexibilizado de acordo com as necessidades clínicas e socioculturais do participante.

Sabemos que a prática regular de atividade física na infância e na adolescência tem sido um desafio. Por isso, oferecer oportunidades para a prática que envolvam o ambiente digital se tornou uma alternativa interessante para esse público. No geral, estudos demonstram que programas de exercício físico *online* são seguros, aceitáveis e capazes de oferecer benefícios relacionados à saúde física e mental, principalmente àqueles que têm doenças crônicas. Além disso, há evidências de que o uso de plataformas digitais pode aumentar a adesão dos adolescentes ao exercício físico em até 4 vezes durante períodos de isolamento social. Romper barreiras para a prática deve partir de um trabalho multidisciplinar entre médicos pediatras, profissionais de educação física, nutricionistas, pais e responsáveis. Crianças engajadas em práticas esportivas tendem a ser adultos mais ativos, portanto com menores riscos de desenvolver doenças crônicas e obesidade.

CONCLUSÃO

Adicionalmente às recomendações da Sociedade Brasileira de Pediatria (SBP) sobre saúde das crianças e adolescentes na era digital, serão apresentadas a seguir algumas recomendações para os profissionais, pais e responsáveis que desejam promover a atividade física e reduzir o comportamento sedentário de crianças e adolescentes por meio do uso saudável de TIC.

Recomendações para os pediatras

- Trabalhar em conjunto com a família e entender os riscos e benefícios do uso das TIC.
- Atentar ao uso exagerado das mídias sociais.
- Promover e incentivar a adesão às diretrizes e recomendações mundiais para atividade física, alimentação, tempo de tela e sono.
- Promover informação e treinamento em mídia literária.

Recomendações para os profissionais de educação física

- Promover movimento ao longo do dia. *Alguma* atividade física por dia é melhor do que *nenhuma* atividade.
- Atentar às recomendações e diretrizes para atividade física e exercício físico específicas para cada faixa etária.
- Compreender o contexto geral que envolve o adolescente com uma condição crônica.
- Permitir ao jovem sugerir a frequência e a quantidade de monitoramento dos treinos.
- Verificar o acesso do jovem às ferramentas digitais.
- Avaliar limitações físicas, níveis de atividade física e preferências de exercícios.
- Adaptar os exercícios para melhor execução de acordo com a capacidade física do jovem.
- Aumentar a motivação, sem pressionar demais.

Recomendações para a família

- Verificar que tipo de mídia é usado e quais comportamentos da mídia são apropriados para cada criança ou adolescente.
- Limitar o uso de mídia e tempo de tela em até 2 horas por dia, exceto se essencial (para estudo).
- Facilitar oportunidades para que crianças e adolescentes recebam quantidades adequadas de atividade física moderada (60 minutos por dia) e sono (8 a 12 horas por dia, a depender da idade).
- Evitar a exposição a dispositivos ou telas na última hora antes de dormir.
- Desencorajar a mídia de entretenimento enquanto faz o dever de casa.
- Designar horários (p. ex., jantar em família) e locais (em geral, no quarto) em que o uso de mídias não é permitido.
- Promover atividades de lazer que facilitem o desenvolvimento e promovam a saúde, especialmente em ambientes abertos (p. ex., parques, praças) e que permitam atividades que envolvam movimentos (p. ex., esportes, brincadeiras).
- Considerar matricular o jovem em escolas de esporte, dança, circo ou qualquer outra atividade lúdica que envolva movimento e que seja de interesse do jovem.

SUGESTÕES DE LEITURA

1. Anderson DR, Subrahmanyam K; Cognitive Impacts of Digital Media Workgroup. Digital screen media and cognitive development. Pediatrics. 2017;140(Suppl 2):S57-S61.
2. Ankul SS, Dhanasekaran D, Ganamurali N, et al. Junk food-induced obesity: a growing threat to youngsters during the pandemic. Obes Med. 2021;26:100364.
3. Bull FC, Al-Ansari SS, Biddle S, et al. World Health Organization 2020 guidelines on physical activity and sedentary behaviour. Br J Sports Med. 2020;54(24):1451-62.
4. Conselho Regional de Educação Física da 4ª Região – São Paulo (CREF4/SP). Resolução CREF4/SP n. 163/2023. Dispõe sobre o Atendimento Digital pelo Profissional de Educação Física. Disponível em: https://crefsp.gov.br/portal-da-transparencia/legislacao/resolucoes-cref4-sp/resolucao-cref4-sp-no-163-2023. Acesso em: 12 jun. 2023.

5. Gualano B, Bonfa E, Pereira RMR, Silva CA. Physical activity for paediatric rheumatic diseases: standing up against old paradigms. Nat Rev Rheumatol. 2017;13(6):368-79.
6. Kabali HK, Irigoyen MM, Nunez-Davis R, et al. Exposure and use of mobile media devices by young children. Pediatrics. 2015;136(6):1044-50.
7. Lindoso L, Astley C, Queiroz LB, et al. Physical and mental health impacts during Covid-19 quarantine in adolescents with preexisting chronic immunocompromised conditions. J Pediatr (Rio J). 2022;98(4):350-61.
8. Marques IG, Astley C, Sieczkowska SM, et al. Lessons learned from a home-based exercise program for adolescents with pre-existing chronic diseases during the Covid-19 quarantine in Brazil. Clinics (Sao Paulo). 2021;76:e2655.
9. Mazzolani BC, Smaira FI, Astley C, et al. Changes in eating habits and sedentary behavior during the Covid-19 pandemic in adolescents with chronic conditions. Front Pediatr. 2021;9:714120.
10. Media CS. A common sense media research study: zero to eight children's media use in America. 2011. Disponível em: https://www.ftc.gov/sites/default/files/documents/public_comments/california--00325%C2%A0/00325-82243.pdf. Acesso em: 12 jun. 2023.
11. Parker K, Uddin R, Ridgers ND, et al. The use of digital platforms for adults' and adolescents' physical activity during the Covid-19 pandemic (our life at home): survey study. J Med Internet Res. 2021;23(2):e23389.
12. Perrin JM, Anderson LE, Van Cleave J. The rise in chronic conditions among infants, children, and youth can be met with continued health system innovations. Health Aff (Millwood). 2014;33(12):2099-105.
13. Reid-Chassiakos YL, Radesky J, Christakis D, et al.; Council on Communications and Media. Children and adolescents and digital media. Pediatrics. 2016;138(5):e20162593.
14. Sandercock GRH, Ogunleye A, Voss C. Screen time and physical activity in youth: thief of time or lifestyle choice? J Phys Act Health. 2012;9(7):977-84.
15. Sociedade Brasileira de Pediatria (SBP). #Menos telas #Mais saúde. Manual de Orientação Grupo de Trabalho Saúde na Era Digital. Dezembro de 2019. Disponível em: https://www.sbp.com.br/fileadmin/user_upload/_22246c-ManOrient_-__MenosTelas__MaisSaude.pdf. Acesso em: 12 jun. 2023.
16. Wilke J, Mohr L, Tenforde AS, et al. A pandemic within the pandemic? Physical activity levels substantially decreased in countries affected by Covid-19. Int J Environ Res Public Health. 2021;18(5):2235.
17. World Health Organization (WHO). WHO Global Observatory for eHealth (2010). Telemedicine: opportunities and developments in Member States: report on the second global survey on eHealth. World Health Organization. Disponível em: https://apps.who.int/iris/handle/10665/44497. Acesso em: 12 jun. 2023.

PARA SABER MAIS

- Mayo Clinic. Healthy Lifestyle. Children's health. Screen time and children: how to guide your child. 2022. Disponível em: https://www.mayoclinic.org/healthy-lifestyle/childrens-health/in-depth/screen-time/art-20047952. Acesso em: 12 jun. 2023.
- Mayo Clinic. Healthy System. Children and screen time: how much is too much? 2021. Disponível em: https://www.mayoclinichealthsystem.org/hometown-health/speaking-of-health/children-and-screen-time. Acesso em: 12 jun. 23.
- World Health Organization (WHO). Physical activity. 2022. Disponível em: https://www.who.int/news-room/fact-sheets/detail/physical-activity. Acesso em: 12 jun. 2023.

18

Teleconsulta em oncologia pediátrica

Roberto Augusto Plaza Teixeira
Vicente Odone Filho

PONTOS-CHAVE DESTE CAPÍTULO

- Reconhecer as situações em que a telemedicina pode ser utilizada no atendimento do paciente portador de câncer infantojuvenil.
- Identificar as particularidades e principais benefícios das consultas em telemedicina, quando viáveis, para a criança com câncer.
- Compreender as barreiras e limitações para a implementação do uso da telemedicina em nosso país.

INTRODUÇÃO

O uso de modalidades de telemedicina em pediatria, como a videoconferência, utilizadas por profissionais da área de saúde para fornecer assistência médica remotamente aos pacientes, ou mesmo na discussão de casos clínicos complexos entre profissionais, tem aumentado nos últimos anos. Isso resultou em melhor acesso aos cuidados de saúde, gerenciamento otimizado de doenças, progresso no monitoramento das condições de saúde dos pacientes e menor exposição a doenças durante pandemias (p. ex., a pandemia de Covid-19).

As formas de oferecer a telemedicina melhoraram diante das necessidades atuais da sociedade moderna de otimizar a conveniência, eficiência e produtividade. Hoje existem diversas possibilidades, como videoconsultas, telefones celulares, *e-mails* e *apps* especializados para essa prática.

Na área da oncologia pediátrica, consultas e orientações médicas realizadas por meio de videoconferências, associadas sempre ao indispensável seguimento médico presencial, têm se demonstrado uma maneira eficiente e segura para que profissionais na área de saúde, pacientes e seus familiares consigam prosseguir com os cuidados e monitorização dos mais variados tipos de câncer, principalmente nas áreas mais rurais ou naquelas de menores condições financeiras e de difícil acesso a profissionais experientes e especializados no manejo de doenças complexas, como as neoplasias malignas que acometem crianças e adolescentes.

DESENVOLVIMENTO DA TELECONSULTA EM ONCOLOGIA PEDIÁTRICA

No Brasil, apesar da existência de excelentes hospitais e clínicas médicas dedicados ao tratamento do câncer infantil, sua distribuição por todo o país, assim como a de profissionais especializados no manejo do câncer, é muito heterogênea e desigual. A maioria está concentrada nos grandes centros das regiões Sudeste e Sul, sendo muito mais raros nas regiões mais remotas e pobres, onde definitivamente o atendimento médico deixa muito a desejar, principalmente pelas razões especificadas no Quadro 1.

QUADRO 1 Principais causas do atendimento desigual em oncologia pediátrica no Brasil

Razões da desigualdade
Paucidade de recursos financeiros e investimentos na área da saúde no Brasil.
Ausência de especialistas médicos com experiência em oncologia pediátrica em áreas mais remotas.
Falta de hospitais especializados que possam oferecer os recursos necessários para o correto diagnóstico, estadiamento e tratamento do câncer infantil.
Heterogeneidade dos programas terapêuticos propostos e falta de uniformidade reconhecida em muitas condutas no tratamento do câncer da criança e do adolescente.
Precariedade de dados estatísticos em câncer pediátrico de base populacional, condicionando o desconhecimento das necessidades específicas de cada área.

Fonte: elaboração dos autores.

Essas são as principais razões para o nível da taxa de sucesso e cura do câncer infantil no Brasil, considerando o país como um todo, estar um pouco acima de 60%, em comparação com os índices superiores a 80% observados em países desenvolvidos e instituições de vanguarda em nosso próprio país.

O cenário se agravou na recente pandemia do coronavírus, que representou um desafio muito grande para os profissionais de saúde e os que atuam no tratamento do câncer, exacerbando ainda mais o problema do atraso no diagnóstico e demora no encaminhamento, para que os pacientes com câncer pudessem ser corretamente diagnosticados e iniciar o mais rapidamente seu tratamento oncológico. Durante todo o período crítico da pandemia foi observado um crescimento significativo do uso da telemedicina para consultas ambulatoriais oncológicas quando fossem viáveis, inclusive em um esforço de seguir as regras de isolamento e de diminuir a exposição dos pacientes à possibilidade de infecção pelo novo coronavírus.

Além disso, a telemedicina apresenta-se como uma opção interessante para melhorar os serviços médicos e disseminar conhecimentos na área de oncologia pediátrica, por meio de aulas e revisões para atualização sobre diferentes temas relacionados ao câncer infantil. O Quadro 2 resume os benefícios da telemedicina na prática oncológica.

Experiências de sucesso no emprego da telemedicina em oncologia pediátrica no Brasil começaram a despontar no começo deste século. No início do ano 2000, o Serviço de Oncologia Pediátrica do Instituto da Criança e do Adolescente do Hospital das Clínicas da Faculdade de Medicina da Universidade de São Paulo (ICr/HCFMUSP) e o Laboratório de Sistemas Integráveis da Escola Politécnica da USP iniciaram um programa de telemedicina, denominado

QUADRO 2 Benefícios da telemedicina na prática oncológica pediátrica

Aumento do acesso aos cuidados do paciente.
Informações para os cuidados dos familiares com os pacientes e na prevenção das doenças ou intercorrências que possam acontecer durante o tratamento.
Troca de informações entre diversos profissionais para o correto diagnóstico, estadiamento e conduta terapêutica.
Redução de deslocamentos para os pacientes e os especialistas.
Melhora da equidade tanto no acesso quanto na qualidade dos serviços de saúde.
Facilitação na educação continuada de profissionais de saúde, principalmente os que estão localizados em zonas rurais, distantes de grandes centros ou em áreas de difícil acesso.
Importante ferramenta para o registro de câncer de base populacional, facilitando estratégias de planejamento e controle da doença no país.

Fonte: elaboração dos autores.

Onconet, cujo primeiro estudo piloto (entre 2000 e 2002) possibilitou a discussão de 33 casos de câncer pediátrico realizados via teleconferência, em um total de 69 videochamadas entre o estafe de oncologia pediátrica do ICr e a equipe de oncologia pediátrica do Hospital de Base de Porto Velho, em Rondônia, região com menores recursos e mais dificuldades logísticas. O êxito foi evidenciado pela melhora no diagnóstico e tratamento, diminuindo expressivamente a taxa de mortalidade naquele serviço e reduzindo o número de transferências para outros centros separados por consideráveis distâncias, com consequente enorme benefício social.

Dando sequência à utilização da rede Onconet, em 2004 foi iniciado o Projeto Oncopediatria, envolvendo vários hospitais oncológicos pediátricos do Brasil, a Sociedade Brasileira de Oncologia Pediátrica (Sobope) e a Escola Politécnica da USP, permitindo melhor registro dos pacientes, a utilização das diretrizes de tratamento estipuladas nos Protocolos de Tratamento dos Grupos Cooperativos (iniciado com o Protocolo Multimídia para Neuroblastoma), o desenvolvimento de um prontuário virtual e a própria facilitação da educação a distância, além de melhor quantificar as estatísticas referentes aos dados do câncer pediátrico no Brasil.

Outra experiência exitosa no campo da oncologia pediátrica se deu no tratamento da leucemia linfoide aguda, principal câncer da infância, na qual foi observado um aumento da taxa de sucesso de tratamento, com diminuição da mortalidade precoce e de recidivas, após a implementação de um programa de telemedicina de colaboração internacional entre o Instituto Materno Infantil Professor Fernando Figueira (IMIP) de Recife, em Pernambuco, e o St. Jude Children's Research Hospital, renomado hospital de oncologia pediátrica dos EUA.

Existem outros inúmeros exemplos de sucesso da aplicação da telemedicina no Brasil. As teleconferências têm colaborado e permitido o contato e a discussão de casos sobre diferentes tipos específicos de câncer infantojuvenil, por meio de reuniões periódicas promovidas pelos responsáveis na condução de cada núcleo dos Grupos Cooperativos Brasileiros específicos para cada neoplasia maligna pediátrica que participam da Sobope, o que permite a troca de experiências, melhor condução do diagnóstico e tratamento dos pacientes e acesso amplo aos mais variados serviços de oncologia pediátrica existentes em todo o país. Esse cenário definitivamente contribui muito para um prognóstico mais favorável das neoplasias malignas pediátricas.

BARREIRAS PARA A IMPLEMENTAÇÃO DA TELEMEDICINA EM ONCOLOGIA PEDIÁTRICA

Todavia, a implementação de programas de telemedicina em oncologia pediátrica enfrenta algumas limitações, que podem ser divididas em:

- Relacionadas aos pacientes: condição financeira ruim, baixo nível educacional, desconhecimento e baixa familiaridade com informática e outras tecnologias na área da informação.
- Barreiras tecnológicas: acesso ao computador, internet ruim, equipamentos de informática ultrapassados e ineficazes, banda larga lenta e inadequada podem limitar o escopo da telemedicina.
- Questões éticas e legais: ainda representam um obstáculo para a implementação generalizada do uso da telemedicina em vários aspectos dos cuidados de saúde. Especificamente, a confidencialidade dos dados, a privacidade do paciente, as relações médico-paciente e o consentimento informado são áreas que precisam estar bem normatizadas, uma vez que tudo deve ser feito para garantir que o gerenciamento de dados seja conduzido adequadamente e as implicações ou riscos sociais sejam comunicados claramente aos pacientes e médicos que usam a telemedicina na prática.
- Financeiras: o custo de investimento em equipamentos (que em curto espaço de tempo podem se tornar obsoletos), além dos treinamentos e da contratação de equipe de técnicos especializados para a manutenção do sistema, exigem uma fonte de financiamento pública ou privada que os subsidie até que a telemedicina possa gerar sua própria receita operacional.

Vale ressaltar que, não obstante existam todas essas barreiras, os benefícios e possibilidades gerados pela telemedicina para a universalização do atendimento médico oncológico a tornam imprescindível e extremamente valiosa e atrativa para amplo uso no campo da oncologia pediátrica, principalmente nos países subdesenvolvidos ou em desenvolvimento, onde se observa uma grande desigualdade social.

CONCLUSÃO

A telemedicina tem se mostrado uma ferramenta importantíssima, com boa relação custo-eficácia, para auxiliar no atendimento de manejo de doenças oncológicas pediátricas, principalmente no Brasil, país onde existe uma distribuição desigual de recursos de saúde e de hospitais especializados no tratamento da criança com câncer. Esse recurso possibilita que centros de excelência ofereçam suporte às instituições de saúde nas quais haja carência desses serviços médicos especializados, por meio da discussão de casos e da disseminação de conhecimentos na área oncológica.

O resultado final, produto dessa constante troca de informações e auxílio mútuo na superação das dificuldades individuais, será a redução da dramática diferença entre resultados na cura do câncer infantojuvenil uni-institucionais e coletivos com a qual nos defrontamos, cumprindo o objetivo maior de retornar à sociedade, da qual tudo isso é proveniente, os benefícios fantásticos de todo o conhecimento científico acumulado.

SUGESTÕES DE LEITURA

1. Feliciano SVM, Santos MO, Pombo-de-Oliveira MS. Incidência e mortalidade por câncer entre crianças e adolescentes: uma revisão narrativa. Revista Brasileira de Cancerologia. 2023;69(1):e-213700.
2. Ganguly S, Bakhshi S. Teleconsultations and shared care in pediatric oncology during Covid-19. Indian J Pediatr. 2021;88(1):1-2.
3. Hira AY, Nebel de Mello A, Faria RA, et al. Development of a telemedicine model for emerging countries: a case study on pediatric oncology in Brazil. Conf Proc IEEE Eng Med Biol Soc. 2006;5252-6.
4. Instituto Nacional de Câncer (Inca). Estimativa 2023: incidência de câncer no Brasil. Rio de Janeiro: Inca; 2022. Disponível em: https://www.inca.gov.br/sites/ufu.sti.inca.local/files/media/document/estimativa-2023.pdf. Acesso em: 1 ago. 2022.
5. Mello AN, Hira AY, Faria RRA, Zuffo MK, Odone Filho V. Development of a pilot telemedicine network for paediatric oncology in Brazil. J Telemed Telecare. 2005;11(Suppl 2):S16-8.
6. Pedrosa F, Shaikh F, Rivera G, et al. The impact of prospective telemedicine implementation in the management of childhood acute lymphoblastic leukemia in Recife, Brazil. Telemed J E Health. 2017;23(10):863-7.
7. Santos MO. Incidência, mortalidade e morbidade hospitalar por câncer em crianças, adolescentes e adultos jovens no Brasil: informações dos registros de câncer e do sistema de mortalidade. Revista Brasileira de Cancerologia. 2018;64(3):439-40.
8. Santos WS, Sousa Junior JH, Soares JC. Reflexões acerca do uso da telemedicina no Brasil: oportunidade ou ameaça. Rev Gest Sist Saúde. 2020;9(3):433-53.
9. Shah AC, Badawy SH. Telemedicine in pediatrics: systematic review of randomized trials. JMIR Pediatr Parent. 2021;4(1):e22696. 1-20.
10. Shah AC, Dwyer LC, Badawy SH. Telemedicine in malignant and nonmalignant hematology: systematic review of pediatric and adult studies. JMIR Mhealth Uhealth. 2021;9(7):e29619.
11. Troschke T, Wieczorek A, Kulinski K, et al. Pediatric hematology and oncology center integrated by telemedicine: experience, challenges and first results of a cross border network. Healthcare (Basel). 2023;11(10):1431.1:13.
12. Van den Oever SR, Saskia MF, Pluijm SMF, et al. Childhood cancer survivorship care during the Covid-19 pandemic: an international report of practice implications and provider concerns. J Cancer Surviv. 2022;16(6):1390-400.

19

Telepediatria na Atenção Primária à Saúde

Ana Maria de Ulhôa Escobar
Ana Paula Scoleze Ferrer
Filumena Maria da Silva Gomes
Maria Helena Valente

PONTOS-CHAVE DESTE CAPÍTULO

- Compreender que a Atenção Primária à Saúde lida com os problemas mais comuns de uma população. Embora nem sempre faça diagnósticos nosológicos, lida com diversas situações, instituindo tratamentos que podem melhorar a qualidade de vida.
- Conhecer as vantagens e desvantagens do uso da telepediatria na Atenção Primária à Saúde.
- Compreender que a telepediatria na Atenção Primária à Saúde tem sido desenvolvida nas últimas décadas, mas ainda enfrenta desafios em sua implantação e na legislação.

INTRODUÇÃO

A Atenção Primária à Saúde (APS) é o primeiro ponto de contato entre o paciente e o sistema de saúde. É nesse nível que as necessidades de saúde da maioria das pessoas são atendidas. O objetivo da APS é fornecer cuidados de saúde abrangentes, acessíveis e de qualidade. No entanto, a APS no mundo contemporâneo enfrenta uma série de desafios e oportunidades (Quadro 1).

OPORTUNIDADES PARA A ATENÇÃO PRIMÁRIA À SAÚDE NO MUNDO CONTEMPORÂNEO

- Tecnologia: o advento das tecnologias digitais na saúde oferece uma oportunidade significativa para melhorar a APS. Ferramentas como a telemedicina, os registros eletrônicos de saúde e os aplicativos de saúde móveis podem

QUADRO 1 Desafios da Atenção Primária à Saúde

Desafio	Descrição
Desigualdades de saúde	A disparidade no acesso a cuidados de saúde de qualidade continua sendo um problema global, especialmente em países de baixa e média renda. A falta de profissionais de saúde, a infraestrutura insuficiente e as desigualdades socioeconômicas são algumas das principais barreiras ao acesso à APS.
Envelhecimento populacional	O rápido envelhecimento da população em muitos países tem colocado pressão adicional sobre os serviços de APS. Isso porque as pessoas mais velhas tendem a ter múltiplas condições crônicas que requerem cuidados contínuos.
Carga crescente de doenças crônicas	Doenças crônicas, como diabetes e doenças cardíacas, são agora a principal causa de morte e incapacidade em todo o mundo. Essas condições requerem uma abordagem de cuidado de saúde mais complexa e de longo prazo, o que pode sobrecarregar os sistemas de APS.

APS: Atenção Primária à Saúde.
Fonte: elaboração das autoras.

melhorar a eficiência, a qualidade e o acesso aos cuidados de saúde.

- Abordagem centrada no paciente: há um movimento crescente em direção a um modelo de cuidado centrado no paciente, que o coloca no centro do processo de cuidado de saúde. Isso pode ocasionar cuidados mais personalizados e melhorar a satisfação do paciente.
- Integração dos serviços de saúde: a integração dos serviços de saúde – por meio da qual diferentes serviços de saúde trabalham juntos de maneira coordenada – é cada vez mais reconhecida como uma maneira eficaz de melhorar a qualidade e a eficiência da APS.

A APS no mundo contemporâneo, portanto, enfrenta uma série de desafios e oportunidades. Para superar os desafios e aproveitar as oportunidades, é necessário investir em infraestrutura de saúde, na formação de profissionais de saúde, em tecnologias de saúde e em estratégias para melhorar a integração e a coordenação dos cuidados de saúde. Assim, a APS poderá continuar a desempenhar seu papel vital de fornecer cuidados de saúde de alta qualidade para todas as pessoas, independentemente do local onde vivem ou de suas condições socioeconômicas.

ATENÇÃO PRIMÁRIA À SAÚDE NO BRASIL

A APS é a primeira linha de defesa no sistema de saúde, desempenhando um papel crucial na promoção da saúde, na prevenção de doenças, no tratamento de condições médicas e na gestão de doenças crônicas.

No Brasil, a APS é representada pelo Sistema Único de Saúde (SUS) e pelo Programa de Saúde da Família (PSF).

Desenvolvimento da Atenção Primária à Saúde no Brasil

O SUS, implementado em 1988 com a nova Constituição Federal, proporcionou acesso universal à saúde para todos os brasileiros. A implementação do SUS foi um passo significativo para garantir a APS à população brasileira, pois visava fornecer cuidados de saúde abrangentes e equitativos.

Posteriormente, em 1994, o PSF foi introduzido como uma estratégia para melhorar a APS. O programa enfatiza uma abordagem de equipe para cuidados de saúde, com cada equipe de saúde da família responsável por um certo número de famílias em uma área geográfica específica. As equipes são multidisciplinares, geralmente incluindo médicos, enfermeiros, técnicos de enfermagem e agentes comunitários de saúde.

Desafios da Atenção Primária à Saúde no Brasil

Apesar de seu progresso, a APS no Brasil enfrenta vários desafios. Em primeiro lugar, há uma distribuição desigual de recursos de saúde, com áreas rurais e periferias urbanas geralmente desprovidas de infraestrutura de saúde adequada. Isso dificulta o acesso a serviços de saúde de qualidade para essas populações.

Além disso, a APS no Brasil tem lutado contra a falta de profissionais de saúde, principalmente médicos. Isso acarreta uma sobrecarga de trabalho para os profissionais existentes, o que pode comprometer a qualidade dos cuidados prestados.

Finalmente, embora a APS se concentre em cuidados preventivos, muitos brasileiros ainda buscam atendimento em hospitais e serviços de urgência para condições que poderiam ser tratadas ou prevenidas na APS. Isso sobrecarrega o sistema de saúde e gera custos mais altos.

Perspectivas futuras para a Atenção Primária à Saúde no Brasil

Apesar dos desafios, existe espaço para otimismo na APS no Brasil. Há um crescente reconhecimento da importância da APS para a saúde da população e o sistema de saúde como um todo. Para maximizar essas oportunidades, é crucial que se invista em infraestrutura de saúde, na formação de profissionais de saúde e na educação da população sobre a importância da APS.

Além disso, a tecnologia pode desempenhar um papel crucial na melhoria da APS. A telemedicina, por exemplo, tem o potencial de melhorar o acesso à saúde, especialmente para aqueles em áreas rurais ou periféricas.

A TELEMEDICINA NA ATENÇÃO PRIMÁRIA À SAÚDE NO BRASIL

A telemedicina é a utilização da tecnologia de informação e comunicação para fornecer cuidados de saúde a distância. Ela desempenha um papel cada vez mais importante na APS, permitindo que médicos e pacientes interajam sem a necessidade de um encontro presencial, aumentando a capacidade dos serviços de APS, e, com isso, melhorando as condições de saúde de toda a população.

Na APS, a telemedicina pode ser implementada de várias maneiras. Recursos modernos de tecnologia de informação (TI) permitem a comunicação entre pacientes e médicos por meio do uso de vídeos, de voz e de mensagens instantâneas. A telemedicina pode ser uma ferramenta útil em várias vertentes da medicina, mas tem especial relevância na APS.

Os pacientes podem realizar consultas *on-line*, nas quais interagem diretamente com os médicos por meio de videochamadas. Os médicos também podem prescrever medicamentos e fornecer orientações de saúde usando plataformas de telemedicina.

Além disso, a telemedicina permite o monitoramento remoto dos pacientes, facilitando o acompanhamento de condições crônicas e prevenindo complicações.

O Conselho Federal de Medicina (CFM) do Brasil vem fazendo a regulamentação legal da telemedicina há mais de 20 anos, com várias resoluções: Resoluções CFM n. 1.643/2002, 2.217/2018, 2.228/2019, 2.299/2021 e, ainda, a Resolução CFM n. 2.314/2022, que volta a definir e a regulamentar a telemedicina "como o exercício da medicina mediado por Tecnologias Digitais, de Informação e de Comunicação (TDICs), para fins de assistência, educação, pesquisa, prevenção de doenças e lesões, gestão e promoção de saúde".

A Presidência da República do Brasil, por sua vez, promulgou a Lei n. 14.510, de 27 de dezembro de 2022, autorizando e disciplinando a prática da telessaúde em todo o território nacional.

A seguir será analisada a importância da telemedicina na APS, destacando-se os prós e contras associados à sua implementação.

Aspectos positivos da telemedicina na Atenção Primária à Saúde

Acessibilidade

A telemedicina aumenta a acessibilidade aos cuidados de saúde, especialmente para pessoas que vivem em áreas remotas ou rurais. Os pacientes não precisam mais viajar longas distâncias para consultar um médico. Além disso, é particularmente útil para pacientes com mobilidade limitada, como os idosos ou aqueles com condições crônicas.

Nas grandes cidades a dificuldade de locomoção também pode ser um problema, especialmente quando se trata da população economicamente ativa, que tem dificuldade em perder um dia de trabalho para cuidar de questões médicas que não são consideradas urgentes. Essas pessoas em geral procuram os serviços de pronto-socorro, disponíveis 24 horas por dia, com situações que se resolveriam com maior propriedade no âmbito da APS, sem sobrecarregar os serviços de urgência, que enfrentam dificuldades próprias já bem conhecidas.

Eficiência do sistema de saúde e colaboração profissional

A telemedicina pode melhorar a eficiência do sistema de saúde. Com a capacidade de realizar consultas remotas, os médicos podem atender mais pacientes em um dia. Além disso, reduz a necessidade de hospitalização e de visitas de emergência, economizando custos.

As teleconsultas podem melhorar a colaboração entre profissionais, permitindo aos vários membros da equipe de saúde participarem da mesma consulta com o paciente e cuidadores, ou ainda uma consulta somente entre os profissionais.

Continuidade do cuidado

A telemedicina facilita a continuidade do cuidado, permitindo o monitoramento remoto e o acompanhamento regular dos pacientes. Isso é particularmente importante para o gerenciamento de condições crônicas, cujo cuidado contínuo pode prevenir complicações e melhorar a qualidade de vida.

Redução do risco de infecção

O uso de teleconsultas pode minimizar a transmissão de infecções na comunidade e em ambientes clínicos de saúde. As teleconsultas também podem reduzir o risco de infecção cruzada entre crianças e adolescentes vulneráveis (p. ex., aqueles com fibrose cística ou imunodeficiência primária ou secundária, incluindo HIV/aids), limitando sua exposição.

Prevenção e controle de doenças

Por meio da telemedicina, a prevenção e o controle de doenças podem ser mais bem gerenciados. Os profissionais de saúde podem fornecer orientações e educação sobre saúde, contribuindo para um estilo de vida saudável e prevenindo doenças.

Melhorias na retenção da força de trabalho do profissional de saúde

Os profissionais de saúde podem se beneficiar do uso de teleconsultas, pois a eles é permitido prestar atendimento em locais distantes sem incorrer em tempo, custo e inconveniência de viagens/deslocamentos.

Avaliação do ambiente familiar da criança

As teleconsultas facilitam a presença de vários membros da família em uma consulta e permitem que os profissionais de saúde conheçam pais, avós, irmãos e cuidadores, que podem não conseguir comparecer a uma consulta presencial. Quando uma criança ou adolescente está participando de uma teleconsulta em sua casa, os profissionais de saúde podem observá-los em um ambiente mais natural, o que pode permitir uma avaliação mais precisa de alguns marcos do desenvolvimento.

Redução da estigmatização

As teleconsultas podem reduzir a estigmatização vivida por adolescentes durante visitas aos serviços de saúde para avaliação de sua saúde mental, ou para orientação de saúde sexual ou reprodutiva (Figura 1).

Aspectos negativos da telemedicina na Atenção Primária à Saúde

Questões de privacidade e segurança

A telemedicina envolve o compartilhamento de informações sensíveis de saúde pela internet, o que pode levantar questões relativas à privacidade e segurança. Embora existam regulamentos para proteger a privacidade dos pacientes, ainda há o risco de violação de dados.

Qualidade do cuidado

Alguns argumentam que a telemedicina pode comprometer a qualidade do atendimento, já que as consultas remotas podem não ser tão completas quanto as consultas presenciais. Além disso, a falta de contato físico pode dificultar a construção de uma relação médico-paciente sólida.

Desigualdade digital

Embora a telemedicina possa aumentar a acessibilidade, ela também pode exacerbar a desigualdade digital. Nem todos têm acesso a tecnologias digitais ou à internet, o que pode deixar algumas populações em desvantagem.

Barreiras regulatórias e legais

A telemedicina também enfrenta barreiras regulatórias e legais. Em muitos países, as regulamentações em torno da prática da telemedicina ainda estão sendo desenvolvidas. Além disso, questões legais, como a validade das prescrições eletrônicas, podem surgir.

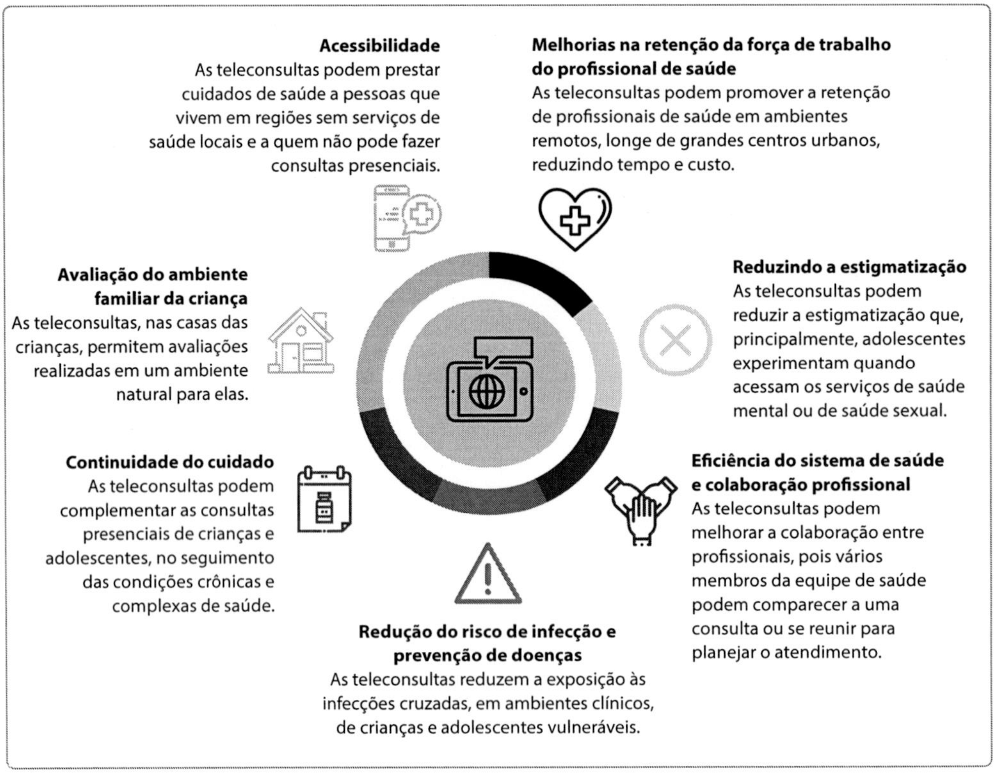
Acessibilidade
As teleconsultas podem prestar cuidados de saúde a pessoas que vivem em regiões sem serviços de saúde locais e a quem não pode fazer consultas presenciais.
Melhorias na retenção da força de trabalho do profissional de saúde
As teleconsultas podem promover a retenção de profissionais de saúde em ambientes remotos, longe de grandes centros urbanos, reduzindo tempo e custo.
Avaliação do ambiente familiar da criança
As teleconsultas, nas casas das crianças, permitem avaliações realizadas em um ambiente natural para elas.
Reduzindo a estigmatização
As teleconsultas podem reduzir a estigmatização que, principalmente, adolescentes experimentam quando acessam os serviços de saúde mental ou de saúde sexual.
Continuidade do cuidado
As teleconsultas podem complementar as consultas presenciais de crianças e adolescentes, no seguimento das condições crônicas e complexas de saúde.
Eficiência do sistema de saúde e colaboração profissional
As teleconsultas podem melhorar a colaboração entre profissionais, pois vários membros da equipe de saúde podem comparecer a uma consulta ou se reunir para planejar o atendimento.
Redução do risco de infecção e prevenção de doenças
As teleconsultas reduzem a exposição às infecções cruzadas, em ambientes clínicos, de crianças e adolescentes vulneráveis.

FIGURA 1 Aspectos positivos da telepediatria na Atenção Primária à Saúde.
Fonte: WHO (2021a).

CONCLUSÃO

A telemedicina na Atenção Primária à Saúde apresenta tanto benefícios quanto desafios, e sua importância é inegável. Ela oferece oportunidades sem precedentes para melhorar acessibilidade, eficiência e continuidade dos cuidados de saúde.

É fundamental estarmos atentos a questões como privacidade e segurança, qualidade dos cuidados, limitações no exame físico, desigualdade digital e barreiras regulatórias para maximizar seu potencial e garantir que todos possam se beneficiar dessa tecnologia inovadora.

Para maximizar os benefícios da telemedicina, os sistemas de saúde devem trabalhar para minimizar esses desafios. Isso pode incluir o investimento em infraestrutura de tecnologia, a educação do paciente e do provedor em tecnologias de telemedicina e políticas robustas de segurança e privacidade. Com essas medidas, a telemedicina tem o potencial de revolucionar a Atenção Primária à Saúde, tornando-a mais acessível e eficiente para todos.

SUGESTÕES DE LEITURA

1. Brasil. Presidência da República. Lei n. 14.510, de 27 de dezembro de 2022. Altera a Lei n. 8.080, de 19 de setembro de 1990, para autorizar e disciplinar a prática da telessaúde em todo o território nacional; e revoga a Lei n. 13.989, de 15 de abril de 2020. Brasília: DOU; 2022. Disponível em: http://www.planalto.gov.

br/ccivil_03/_ato2019-2022/2022/lei/L14510.htm. Acesso em: 17 maio 2023.

2. Canada. EKO. EAO. Virtual Care Resource Guide Empowered Kids Ontario – April 2020. Disponível em: https://empoweredkidsontario.ca/uploads/About%20OACRS/EKO%20Virtual%20Care%20Resource%20Guide%20Final.pdf. Acesso em: 24 jul. 2023.
3. India. Board of Governors. Telemedicine practice guidelines: enabling registered medical practitioners to provide healthcare using telemedicine. New Delhi: Government of India; 2020. Disponível em: https://www.mohfw.gov.in/pdf/Telemedicine. pdf. Acesso em: 24 jul. 2023.
4. India. eSanjeevaniOPD. In: Government of India Ministry of Health & Family Welfare [website]. Disponível em: https://www.esanjeevaniopd.in/. Acesso em: 24 jul. 2023.
5. Porto Alegre. Secretaria Municipal da Saúde. Diretoria Geral de Atenção Primária à Saúde; Universidade Federal do Rio Grande Do Sul. Programa de Pós-Graduação em Epidemiologia. TelessaúdeRS (TelessaúdeRS-UFRGS). Manual de teleconsulta na APS. Porto Alegre, jun. 2020. Disponível em: https://www.ufrgs.br/telessauders/documentos/telecondutas/manual_teleconsultas.pdf. Acesso em: 25 jul. 2023.
6. Sociedade Brasileira de Pediatria (SBP). Telemedicina na pediatria: um guia para aplicação prática. v.1. Rio de Janeiro: DOC; 2022. Disponível em: https://www.sbp.com.br/fileadmin/user_upload/Guia_Telemedicina_-_AGO_2022.pdf. Acesso em: 25 jul. 2023.
7. World Health Organization (WHO). Consolidated telemedicine implementation guide. Geneva: WHO; 2022. Licence: CC BY-NCSA 3.0 IGO. Disponível em: https://www.who.int/publications/i/item/9789240059184. Acesso em: 28 jul. 2023.
8. World Health Organization (WHO). How to plan and conduct telehealth consultations with children and adolescents and their families. Geneva: WHO; 2021a. Licence: CC BY-NC-SA 3.0 IGO. Disponível em: https://www.who.int/publications/i/item/9789240038073. Acesso em: 24 jul. 2023.
9. World Health Organization (WHO). WHO guideline on self-care interventions for health and well-being. 2021b. Disponível em: https://apps.who.int/iris/handle/10665/342741. Licença: CC BY-NC-SA 3.0 IGO. Acesso em: 24 jul. 2023.
10. Zhang W, He D, Wang G, Zhu C, Evans R. Analyzing national telemedicine policies in China from the perspective of policy instrument (1997-2020). Int J Med Inform. 2022;166:104854.

20

Prescrição digital certificada

Anarella Penha Meirelles de Andrade
Rafael da Silva Giannasi Severini

PONTOS-CHAVE DESTE CAPÍTULO

- Identificar a importância da prescrição digital.
- Utilizar adequadamente a certificação digital para atendimento em teleconsultas.

INTRODUÇÃO

O atendimento por teleconsulta ou telemedicina pressupõe a possibilidade de emissão e fornecimento de documentos médicos e assistenciais ao paciente, entre eles relatórios e receitas médicas, laudos, atestados, pedidos de exames, encaminhamentos, entre outros.

Para a realização de tais documentos é imperativa a garantia de segurança e qualidade em sua emissão. Recomenda-se, portanto, que os documentos sejam assinados digitalmente, por meio da certificação digital, garantindo assim a identidade e autenticidade do emissor, a veracidade e irrevogabilidade do conteúdo e a data e hora de emissão, de acordo com a regulação estabelecida pelos conselhos de classe e órgãos regulamentadores.

A disponibilização desses documentos pode ser realizada por meio de aplicações da *web* como e-*mail* ou mensagens ou WhatsApp, e é de fundamental importância a segurança desses dados, que devem ser preferencialmente armazenados por criptografia assimétrica e protegidos mediante acesso por *login* e senha ou biometria. Como facilitador, recomenda-se que todos os documentos tenham formato digital, com acesso fácil ao código autenticador que permite a certificação e validação da assinatura eletrônica.

O processo de certificação digital baseia-se em um par de chaves criptográficas assimétricas: uma pública, compartilhada e usada para verificar a autenticidade das assinaturas digitais, e uma privada, exclusiva do titular.

As regras para certificação digital variam de acordo com as agências reguladoras de cada profissão, do país e da legislação vigente. As autoridades certificadoras são entidades confiáveis e responsáveis pela criação e gestão dos certificados, além de definir critérios e processos para emissão ou revogação desses certificados.

A ICP-Brasil (Infraestrutura de Chaves Públicas Brasileira) foi criada pela Medida Provisória n. 2.220-2, de 2001, normatizando as regras necessárias para a prescrição eletrônica. Funciona como uma cadeia hierárquica de confiança que viabiliza a emissão de certificados digitais para identificação eletrônica de cidadãos ou empresas. É o órgão que exerce a Autoridade Certificadora Raiz, além de credenciar e descredenciar os demais participantes da cadeia, supervisionar e auditar processos. No Brasil, as entidades certificadoras devem ter políticas transparentes e disponíveis para consulta pública. Elas realizam a verificação de identidade do titular por meio de documentos oficiais e do comparecimento ou não a um posto de registro. O prazo de validade do certificado digital varia de 1 a 3 anos, com necessidade de renovação após esse período, podendo ser revogado mediante situações de comprometimento da chave privada ou suspeita de uso indevido.

O tratamento de dados pessoais no Brasil é mediado pela Lei Geral de Proteção de Dados (LGPD), que foi implementada em setembro de 2020 e inspirada no Regulamento Geral de Proteção de Dados da União Europeia. O objetivo dessa lei é proteger os direitos fundamentais de privacidade e liberdade dos indivíduos com regras claras sobre a forma de coleta, armazenamento, processamento e compartilhamento de dados pessoais. É aplicada a todas as instituições (empresas, entidades e organizações) do Brasil que realizem atividades com essas informações, sendo de fundamental importância os seguintes pilares: consentimento, finalidade, direitos, segurança e compartilhamento de dados. Também é aplicada às teleconsultas e aos documentos nelas emitidos.

PRESCRIÇÃO ELETRÔNICA

O uso do termo prescrição eletrônica teve início em 2009 no MeSH (Medical Subject Headings) e posteriormente no DeCS (Descritores em Ciências da Saúde). O emprego de receituário e relatórios eletrônicos permite maior legibilidade, com informações mais completas e claras. A recomendação é que esses documentos contenham sempre a identificação do paciente, nome da medicação, posologia, tempo de uso, data, assinatura e número do registro profissional.

Conforme o *Manual de orientação ao farmacêutico* publicado em 2020, as prescrições de medicamentos que contenham substâncias da Portaria SVS/MS n. 344/1998 e que necessitam de notificações de receita para a dispensação (listas A1, A2, A3, B1, B2, C2 e C3) não podem ser aceitas no formato eletrônico, ou seja: entorpecentes, psicotrópicos e imunossupressores, pois dependem de impressão prévia em gráfica, seguindo os critérios preconizados pela Portaria SVS/MS n. 344/98. Nesses casos é necessária a impressão, e somente podem ser aceitas no formato físico, com a assinatura do prescritor manuscrita a caneta.

Demais tipos de medicamentos podem ser prescritos em receituário no formato digital, seja com assinatura eletrônica qualificada (obrigatoriamente para medicamentos sujeitos a controle especial) e/ou assinatura eletrônica avançada (medicamentos não sujeitos a controle especial). Excepcionalmente, durante a pandemia de Covid-19, foi permitido menor nível de segurança, autorizando inclusive o uso de assinatura digitalizada. A partir de 2019, a Lei n. 13.732 garantiu a validação territorial de receitas, independentemente do local onde foram prescritas.

Existem quatro tipos de assinaturas para documentação eletrônica: digitalizada, física ou analógica, assinatura simples ou avançada. A assinatura digitalizada não é uma forma de assinatura digital ou eletrônica; é mais frágil e consiste em uma cópia digitalizada, por isso é mais sujeita a fraudes ou adulterações. Tradicionalmente usada em consultas presenciais, a assinatura física só permite a verificação de autenticidade por comparação realizada por um profissional habilitado. A assinatura eletrônica simples permite confirmar a identidade de quem emitiu o documento, por meio de um provedor de assinaturas, e segue o princípio da autenticidade e autoria, podendo ser utilizada em documentos mais simples. Por sua vez, a assinatura eletrônica avançada é a forma mais segura, pois garante a integridade por meio da criptografia assimétrica ou de chave pública, fornecida por um provedor que usa um certificado digital. Essa é a forma recomendada para o uso em telessaúde.

A normatização e a regulamentação da telemedicina são de responsabilidade do Conselho Federal de Medicina (CFM) e foram iniciadas de forma incipiente em 2002, por meio da Resolução CFM n. 1.643/2002, que estabelecia diretrizes para a prática da telemedicina como utilização de tecnologias avançadas para garantir a qualidade da comunicação, a existência de uma relação prévia entre o médico e o paciente e a obrigatoriedade de sigilo e confidencialidade. Contudo, em 2020, no contexto de emergência sanitária pela Sars-CoV-19, o CFM emitiu a Resolução n. 2.227/2020, que flexibilizou algumas restrições anteriores e ampliou o uso da telemedicina com a possibilidade de atendimento médico a distância, emissão de receitas e solicitação de exames, com a garantia de segurança e privacidade dos pacientes. Finalmente, a Resolução CFM n. 2.299/2021 regulamenta, disciplina e normatiza a emissão de documentos médicos eletrônicos.

A norma sobre a autorização e as orientações quanto à prática da telessaúde em todo o território nacional foi sancionada em 28 de dezembro de 2022. Trata-se da Lei n. 14.510, garantindo a liberdade do profissional quanto ao uso ou não da tecnologia e, no caso do paciente, com consentimento livre e esclarecido. Essa lei determina ainda que a fiscalização é competência dos conselhos federais das profissões envolvidas, garantindo:

- Autonomia do profissional de saúde.
- Consentimento livre e informado do paciente.
- Direito de recusa ao atendimento na modalidade telessaúde.
- Dignidade e valorização do profissional de saúde.
- Assistência segura e com qualidade ao paciente.
- Confidencialidade dos dados.
- Promoção da universalização do acesso dos brasileiros às ações e aos serviços de saúde.
- Observância estrita das atribuições legais de cada profissão.
- Responsabilidade digital.

CONCLUSÃO

O uso de tecnologias digitais para emissão de relatórios, receitas e pedidos médicos é um tema que enfrenta constantes mudanças e transformações, sujeito a legislação e a diretrizes ou normas das entidades reguladoras das profissões envolvidas. Por esse motivo, sugere-se sempre a consulta às normas vigentes.

Para além das mudanças frequentes, atualmente tem-se possibilidade de aumentar a segurança, a eficácia e a usabilidade desses processos, com melhoria nos processos de descentralização dos registros, integração de novas tecnologias, uso de biometria ou reconhecimento facial, fortalecimento das chaves de segurança e cooperação global.

SUGESTÕES DE LEITURA

1. Brasil. Conselho Federal de Medicina (CFM). Resolução CFM n. 2.299/2021. Regulamenta, disciplina e normatiza a emissão de documentos médicos eletrônicos. Brasília, DF, 2021. Disponível em: https://sistemas.cfm.org.br/normas/visualizar/resolucoes/BR/2021/2299. Acesso em: 28 maio 2023.
2. Brasil. Lei n. 13.709, de 14 de agosto de 2018. Lei Geral de Proteção de Dados Pessoais (LGPD). Brasília, DF, 2018. Disponível em: http://www.planalto.gov.br/ccivil_03/_ato2015-2018/2018/lei/L13709compilado.htm. Acesso em: 28 maio 2023.
3. Brasil. Medida Provisória n. 2.200-2, de 2001. Institui a Infraestrutura de Chaves Pública Brasileira – ICP-Brasil, transforma o Instituto Nacional de Tecnologia da Informação em autarquia, e dá outras providências. Brasília, DF, 2001. Disponível em: https://legis.senado.leg.br/sdleg-getter/documento?dm=4568391&ts=1674178107506&disposition=inline. Acesso em: 28 maio 2023.
4. Conselho Regional de Farmácia do Estado de São Paulo (CRFSP). Manual de orientação ao farmacêutico. São Paulo; 2020. Disponível em: http://www.crfsp.org.br/documentos/materiaistecnicos/ManualOrientacao-PrescricaoFarmaceutica.pdf. Acesso em: 28 maio 2023.
5. Nittari G, Khuman R, Baldoni S, et al. Telemedicine practice: review of the current ethical and legal challenges. Telemedicine and e-Health. 2020;26.
6. Santos MJLS, et al. Manual de boas práticas em telemedicina e telessaúde. São Paulo: Saúde Digital Brasil; 2022.
7. Schmitz CAA, Gonçalves MR, Umpierre RN, et al. (orgs.). Consulta remota: fundamentos e prática. Porto Alegre: Artmed; 2021.

PARA SABER MAIS

- Conselho Federal de Medicina. Prescrição eletrônica. Disponível em: https://prescricaoeletronica.cfm.org.br. Acesso em: 14 jun. 2023.
- Instituto Nacional de Tecnologia da Informação. ICP-Brasil. Disponível em: https://www.gov.br/iti/pt-br/assuntos/icp-brasil. Acesso em: 14 jun. 2023.

21

Quando a modalidade da consulta precisa ser modificada: consulta presencial e teleconsulta

Anarella Penha Meirelles de Andrade
Rafael da Silva Giannasi Severini

PONTO-CHAVE DESTE CAPÍTULO

- Conhecer as principais situações em uma teleconsulta em que é preciso indicar avaliação presencial.

INTRODUÇÃO

O atendimento em teleconsulta deve ser fundamentado na segurança do paciente e do profissional.

Conforme a Resolução n. 1.451/1995 do Conselho Federal de Medicina (CFM), a definição de **emergência** é a "constatação médica de condições de agravo à saúde que impliquem risco iminente de vida ou sofrimento intenso, exigindo, portanto, tratamento médico imediato", enquanto **urgência** é a "ocorrência imprevista de agravo à saúde com ou sem risco potencial de vida, cujo portador necessita de assistência médica imediata".

Segundo o *Manual de boas práticas em telemedicina e telessaúde* publicado pela Saúde Digital Brasil, é recomendado que todos os serviços de telemedicina direta utilizem protocolos, supervisionados por médicos ou enfermeiros, bem definidos para encaminhamento e direcionamento dos pacientes em situações de emergências ou urgências médicas, se possível com disponibilização de meios para essas transferências.

INDICAÇÕES DE MUDANÇA DE MODALIDADE DE CONSULTA

A necessidade de atendimento de urgência ou emergência é a principal indicação de conversão da consulta, e isso deve ser realizado de maneira clara e precisa, com esclarecimento ao paciente ou responsável da importância e dos motivos para o encaminhamento. Nesses casos também é importante definir se o paciente poderá direcionar-se ao atendimento presencial por meios próprios ou se há necessidade de acionar serviço de remoção para tal.

Assim, o acionamento do Samu (Serviço de Atendimento Móvel de Urgência) pelo número 192 pode ser realizado pelo médico que está realizando o atendimento, informando dados do paciente, localização, quadro clínico e hipótese diagnóstica. Quando identificado risco ao paciente, o profissional pode acompanhar esse processo, mantendo a conexão até a transferência do cuidado (Quadro 1).

QUADRO 1 Indicações de mudança de teleconsulta para consulta presencial

Principais indicações
Emergências e urgências.
Necessidade de realização de exame físico completo.
Esclarecimento de dúvidas quanto à propedêutica.
Realização de exames complementares que podem modificar a conduta na urgência.
Otalgia.
Dor abdominal com propedêutica indeterminada ou dificultada pela técnica a distância.
Suspeita de meningite.
Alteração de comportamento.
Humor depressivo com tentativa ou risco de suicídio.
Desconforto respiratório.
Dor torácica.
Fraturas ou ferimentos com necessidade de sutura.
Perda de força ou alteração da sensibilidade.
Quando não há consentimento para a realização da consulta em face das limitações do método.
Quando há risco para o paciente (carros em movimento ou local perigoso).
Ambiente inadequado que não garante a privacidade e sigilo da consulta, interferência de barulho e iluminação, ou locais públicos.

(continua)

QUADRO 1 Indicações de mudança de teleconsulta para consulta presencial (*continuação*)

Principais indicações
Comunicação inadequada, dificuldade de compreensão das informações, barreiras linguísticas.
Falha ou inconsistência na identificação do paciente.
Qualidade técnica inadequada (falhas ou quedas de conexão, imagem pixelada, instabilidade do meio eletrônico).

Fonte: elaboração dos autores.

CONCLUSÃO

Um dos pilares do atendimento em teleconsulta é a segurança do paciente e do profissional. Para tanto é de fundamental importância o reconhecimento das situações em que a consulta precisa ser interrompida e convertida para o atendimento convencional.

Os principais motivos para a mudança para consulta presencial são as urgências e emergências.

SUGESTÕES DE LEITURA

1. Associação Brasileira de Empresas de Telemedicina e Saúde Digital (Saúde Digital Brasil). Manual de boas práticas de telemedicina e telessaúde. Santos MJLS (coord.). São Paulo: Saúde Digital Brasil; 2022. Disponível em: https://proradis.com.br/wp-content/uploads/2022/09/Manual-de-Boas-Praticas-de-Telemedicina-e-Telessaude.pdf. Acesso em: 19 jun. 2023.
2. Conselho Federal de Medicina (CFM). Resolução CFM n. 1.451/1995. Disponível em: https://sistemas.cfm.org.br/normas/visualizar/resolucoes/BR/1995/1451. Acesso em: 9 jun. 2023.
3. Schmitz CAA, Gonçalves MR, Umpierre RN, et al. Consulta remota: fundamentos e prática. Porto Alegre: Artmed; 2020.

Índice remissivo